岡田尊司

真面目な人は長生きする

八十年にわたる寿命研究が解き明かす驚愕の真実

JN263014

新書

356

はじめに――薬や健康食品では長生きできない

長生きは美徳であるかどうかはともかく、健康産業が花盛りである。あらゆる健康法が無数に推奨され、採り入れられており、さまざまなサプリメントや健康食品を多くの人が摂取している。

だが、実際に長寿で健康な人生を全うするうえで、そうした方法や食品、薬品が有効かどうかは、ほとんど裏付けられていない。

血圧を下げる降圧剤でさえ、寿命を延ばす効果があるのかどうかはクエスチョンがつきかねない。寿命に対する効果が実証されたものはほとんどなく、近年世間を騒がせた、ある降圧剤をめぐるデータ改竄《かいざん》事件は、薬の効果すらも怪しい部分があることを世間に印象づけた。

効果ありとされても、精々調べられているのは、多くは数カ月の期間、長くても数年間における症状や健康状態や死亡率についてである。数週間、数カ月のスパンで一時的に効果が認められても、もう少し長期にわたって調べると、効果がないということが大部分なのである。ことに寿命に対する効果は認められないことがほとんどだ。ときには長期的に使い続けると、有害だということも少なくない。高齢者の血圧を下げ過ぎることはかえって有害だと、高血圧の診断基準が近頃改訂されたくらいだ。

厳しい何重もの検証を受けたメジャーな医薬品でさえ、そうである。一般に売られている健康補助食品といったものに至っては、ほとんど心理的なプラセボ効果で、気休めか〝迷信〟に近い。

本当に効果があるかどうかは、究極的には、人生という長いスパンで調べることが必要になる。だが、今や平均寿命が八十年に達し、そうした調査を行うには、少なくとも数十年という時間を要することになる。ことに、子ども時代の環境の寿命に対する影響を調べようとすると、八十年程度の時間を要することになる。

一人の研究者が活動できる期間は半世紀にも満たない。そのうちには下積みの期間が含まれ、その間はボスから与えられたテーマについて研究を行うのが常である。自分が主導的に研究を行える立場に立ち、研究できる期間となると、高々三十年ほどということになるだろう。しかも地位を手にした頃には、体力の衰えが始まっていて、脂がのり切っている時期はそう長くはない。引退に向けてのカウントダウンが、年とともに加速する。

しかも、研究者は、通常一年ごとに研究費の申請を行うが、その都度、裏付けとなる業績が求められる。研究を続けていくためには、毎年いくつかの論文を出して、研究が進展していることをアピールしなければならない。

しかし、結果が出るまでに何十年もかかる研究では、その性質上、毎年のように成果を出すことは不可能で、研究費も認められにくい。たとえ運よくその年に認められたとしても、成果なしということで、翌年には打ち切られてしまうかもしれない。何十年もの時間を要するプロジェクトを継続することは、仕組み的にも極めて困難なのである。

そういう事情で、結果が出るのに半世紀以上を要するような研究は、手を出したくても出せないというのが現実だ。一代の研究者では成し遂げられないような研究となると、よほど深慮遠謀《しんりよえんぼう》の計画に基づく、国家的な支援でもない限り、達成するのは困難だ。悲しいかな、こうした国家的プロジェクトも、近年まで行われてはこなかった。

今始まっているプロジェクトが結果を出し、実を結ぶのは、それが運よく継続されたとしても、半世紀ばかり先のこととなるだろう。

実際のところ、これまで生涯に及ぶような時間的スパンでの研究というものは、ほとんど行われていない。

だが、まったくないわけではない。稀有な研究者が、そうした壮大な研究に取り組んだ例が存在するのだ。しかも幸運なことに、その研究は、次の世代、さらにその次の世代の研究者によって継続され、驚くべき結果を出すに至っている。その奇跡的で稀有な研究が、ターマンとその継承者フリードマンによって行われた研究だ。

八十年にもわたる金字塔《きんじとう》とも言える研究の結果は、いくつもの論文や書籍として公刊されているが、その成果はあまり流布《るふ》されることなく、ほとんどの人が知らないのが現状だ。

その理由の一つは、**その結果が、医療や健康産業をはじめとする〝健康〟や〝長寿〟を商売の種にしている業種にとって、あまり好都合とは言えないものであった**からだろう。不都合な真実を人は無視するものだ。

この研究が明らかにしたことの一つが、あなたの健康を左右するのは、医療や薬よりももっと別のものだということだ。医学は目覚ましく進歩し、平均寿命も大幅に延びたが、その多くは、抗生物質の発見と衛生状態や栄養状態の改善により、乳幼児の死亡率が大幅に下がったことによる。

だが、一番医療を必要とし、莫大な医療費が注ぎ込まれている年代の平均余命がそれはど延びたわけではない。戦後の混乱と栄養失調を味わった日本では、著しい寿命の延びが起きたように錯覚されるが、戦争による生活状態への影響が少なかったアメリカでみると、医学の進歩がもっとも目覚ましい二十世紀後半の半世紀の間に、六十歳の人の平均余命は、わずかに五年弱延びたに過ぎない。その多くは、抗生物質の開発や栄養状態の改善により、感染症による死亡が減ったことによる。

ところが、それ以上に、**いやそれよりもはるかに寿命を左右する要因が他にある**のだ。真に健康で幸福な人生を考えるならば、その真実を多くの人が共有する必要があるだろう。

そのうえで、どういう生き方を選ぶかは個人の自由であり、その人の価値観と信念に従えばよいことだ。

だが、それを知らずに、人生も終わりに近づいて後悔するということは、できれば避けたい。しかも、そのことがわかっていながら、隠しているという事態があってはならないだろう。

本書は、八十年にわたる稀有な研究の結果とともに、それに関連する最新の研究成果や最新の医学的、ことに精神医学的知見を盛り込んで、この驚くべき真実がわれわれに教えてくれていることは何かを、考えていきたいと思う。そこから、長寿と幸福な人生にとって何が大切な要素か、それを手に入れるためには何が必要なのかが明らかになるだろう。

そのことは長寿や健康という問題にとどまらず、人間という存在の本質を照らし出すことだろう。

真面目な人は長生きする／目次

第三章 その性格が寿命を縮める 65

第八章　成功や達成感は寿命に影響するか　181

第九章　社会との絆と寿命　202

第十章　命を縮めるストレスとトラウマ　217

図版　美創

第一章　寿命は何を語るのか

壮大なプロジェクトの始まり

始まりは、まったく別の思惑からだった。時は、今を遡ること、ちょうど百年ほど前の一九一〇年代、ルイス・ターマンというアメリカの心理学者が、子どもの能力の発達に関心を抱いていた。ターマンは元々教育学を学び、二十八歳で学位をとると、小学校の校長になった。彼は、子どもたちの能力が何によって決まるのか、そしてその後、どのように開花していくのかということに興味をもち、アメリカで最初に知能検査というものを導入して、子どもたちの能力を調べ始めた。

ターマンは子どもたちの才能は遺伝要因に負うところが大きい天賦《てんぷ》のものと考えていたが、それが発揮できるかどうかは、環境によってかなり左右されることにも気づいた。どういう環境で育つと、子どもは自分のもって生まれた能力を最大限開花させることができるのか、そうした疑問を解消するために、ターマンは子どもたちのデータを長期間にわたって集め始めたのだ。

ターマンは当時の時代的な影響も受け、遺伝的な要因を重視した。後に優生学に傾き、後世から批判を受けることにもなったが、同時に厳格な科学者でもあり、自分の信念と矛盾するようなデータであってもそれを排除せずに、すべて集積し続けた。

ターマンの長期研究がスタートしたのは、第一次世界大戦が終わった直後の一九二〇年頃のことである。ターマンは、カリフォルニア州に住む十歳前後の子どもから、知的能力の高い子ども約千五百人を選び出し、本人、保護者、教師に面接調査を始めた。そして、生育歴や養育・教育・生活環境、健康状態などについて、あらゆるデータを集めたのである。調査は経時的に繰り返し行われ、その後、子どもたちがどのように成長していったかが丹念に調べられた。

このように、同時代を生きた特定の集団を追跡して調査する手法は、コホート研究と呼ばれるが、物事の因果関係を証明するうえで、もっとも有効な方法である。この選ばれた約千五百人の参加者はコホート集団と呼ばれ、統計学的に特別な意味をもった集団となる。

ターマンの思惑はある意味で証明された。このコホート集団からは、多くの成功者や社会的に活躍する人物が生まれたからだ。その中には、実業家、科学者、弁護士、医師、劇作家、俳優など、有名な人物も少なからず出ている。しかし、成功者や活躍した人物ばかりではなかった。同じように才能に恵まれていても、それが生かされない人も数多くいたのである。

ターマンが当初期待したことは、児童期に測定された子どもたちの能力によって、彼らの将来の成功や社会適応、幸福を予測できるのではないかということだった。だが、ことはそれほど単純ではなかった。ターマンは、どのような教育が彼らの才能を最大限開花させるのか、それを追求するために研究を続けた。

しかし、研究をスタートしたとき、すでにターマンは四十代半ばであった。一九五六年に七十九歳で彼が亡くなったとき、三十数年にわたり続けられていたとはいえ、まだ道半ばであり、ターマンの研究が彼の予測をはるかに超えた結論を示すまでには、さらに半世紀近い時間を要することになる。

ターマンは、それを知ることなく世を去った。そして彼の研究も、書庫の隅に埋もれてしまうかと思われた。

子どもの能力についての研究が長寿研究として蘇る

ターマンの死後も、彼の研究はしばらく継承されたが、次第に忘れ去られていった。アメリカ心理学会の会長まで務めたターマンだったが、一時期、優生学に肩入れしたことから人種改造論者とみなされ、後の世代から批判を受けたことも、彼の研究の価値を貶《おとし》めることとなった。

そして、ターマンの死から三十年余の時間が流れることとなる。

同じカリフォルニアで、ハワード・フリードマンという若き教授が、大学院生のレスリー・マーチンと、長寿の要因についての研究に取り組んでいた。

しかし、その問題にはあまりにも多くの要因がからみ、しかもそれをきちんと証明しようとすれば、あまりにも多くの時間と費用を必要とした。結論が出るまでに、彼らの研究費はおろか、寿命さえも尽きてしまう。彼らは、冒頭で述べたような困難にぶちあたっていたのだ。時間を節約し、同時に多様な要因の影響を正確に調べることができる方法はないのか。

そんなある日、フリードマンは、同僚がスタンフォード大学に保管されている資料を用いて研究をしているという話を耳にする。その資料には、千五百人ものサンプルについての、三十年以上にもわたる長期間のデータが詳細に集められているという。それがターマンが遺《のこ》したコホート研究のデータだった。

しかし、長く研究は中断しているため、その後の情報は欠落しているという。そのままでは、長寿との関係を云々することはできない。

だが、フリードマンは落胆しなかった。「これは、使える」と確信したのだ。サンプルとなった人々のその後の健康状態や死亡率、死亡原因を調べれば、三十年にわたって集積されたデータとの因果関係を明らかにできるに違いない。その後の健康状態や死亡率、死亡原因を調べるだけなら、それほど時間も手間もかからないだろう。三十年、いやその後経過した期間も含めると、六十年という時間を節約することができる。

実際にデータをみてみると、それは驚くほど詳細で、徹底したものだった。ターマンが調査を開始したとき、わずか十歳余りだった子どもたちは、今や七十歳になっていた。すでに亡くなっている人も少なからずいた。死亡率が急速に上がるフェーズを迎えていたのだ。その点も、フリードマンらには「良いタイミング」だった。うまくいけば、半年か一年で研究を終えられるかもしれない。

フリードマンらの思惑は、ある部分では当たり、ある部分では外れた。ターマンの研究によって、膨大な手間暇を節約できたという点では間違いなかったが、研究が短期間で終わるという点では間違っていた。彼らは二十年後も、ターマンのデータを継承した研究を続けていた。調べれば調べるほど、そこからは豊穣《ほうじょう》な成果が生まれ続けたからだ。それは人類が誰も手にしたことのない知恵の鉱脈のようなものだった。

フリードマンの世代を引き継ぐべき、さらに若い世代の研究者たちが次々と参入し、研究を拡大していった。そして、今日も拡大し進化し続けている。

なぜ長寿なのか

こうしてフリードマンたちの研究は、長寿とさまざまな要因の関係を、これまでのどんな研究よりも正確に、そして深く突き止めることとなった。途中に三十年近い欠落があるとはいえ、八十年にわたる長期研究が、千五百人という規模で行われた例は、まず他に存在しない。しかも詳細を極めたデータを備えた研究は、空前絶後である。

だが、そこに一つの疑問が浮かぶだろう。なぜ、長寿を問題にするのか。健康やＱＯＬや生き甲斐、精神的な満足といった人生の〝質〟の部分の方が重要ではないのか。長寿という〝長さ〟だけを問題にすることは、もっと大切な要素を見落としたり、軽視したりすることになるのではないのか。

長生きすることが、はたしてそんなに良いことなのかという疑問も湧くかもしれない。ことに高齢化社会が進行する今日、長寿は、むしろ社会の負担を増やし続けており、手放しで歓迎できることではなくなっている面もあるだろう。長生きしたものの、身寄りもなく孤独に死んでいかなければならないという状況も珍しくなくなっている。

また一方には、生きることに喜びが感じられず、早く死にたいと思う若者も少なくない。生まれてきたことを呪い、健康な体をわざわざ傷つけ、自ら生きることを放棄してしまう人も少なからずいる。そうした人にとって、長寿など、拷問のような責め苦が長引くだけかもしれない。

しかし、逆に言えば、長寿を喜べることは、とても健全で、幸福な状態だとも言えるだろう。長寿を楽しめる社会こそ、幸福な社会だと言えるかもしれない。

いかなる条件が、長寿を可能にし、促進するのか。それを知ることは、幸福な人生や社会ということを考えるうえでも、有用であるに違いない。

実際、フリードマンらの研究が明らかにしたことの一つは、本当の幸福が、安楽さや心地良さではなく、生き甲斐ややり甲斐にあるとすると、その意味において幸福な人は長生きし、長生きする人は幸福であるという事実である。つまり、長寿の条件を解明することは、人が真の意味で幸福に生きるための条件を知ることでもある。

フリードマンたちが、長寿というものを指標として選んだのには、もう一つ理由がある。それは、寿命というものが、極めて冷厳な結果を示す指標だということだ。その人がどれくらい幸福かとか、どれくらい健康かとか、どれくらい充実した人生を過ごしたかといったことは、その時々の気分や置かれた状況によって、いくらでも答えが変わってくる、かなり曖昧で、信憑性《しんぴょうせい》の乏しい指標である。

見栄っ張りな人は、あまり幸福でなくても、自分が幸福だと強調するかもしれない。ネガティブな考えの強い人は、自分が誰よりも不幸で、つまらない人生しか生きていないと答えるかもしれない。健康と感じているかどうかも、本人の気分や主観に左右される。

そうした調査をいくら行っても、真実には迫りにくい。しかし、寿命や死亡率、死因や晩年の状況といったものは、主観が入りにくい厳然とした事実である。どんな人生を歩んでいようと、必ず訪れる死というものが、最終的にその人の人生を規定する。成功した人生を歩んでいると思われていても、若くして自殺する人もいれば、多くの苦労を重ねながらも長寿を全うし、健康なまま晩年を迎える人もいる。いつどんな死に方をするのかは、何十年かの人生の総決算であり、そこには誤魔化しようのない実態が否応なく露呈する。フリードマンたちが、幸福度や健康ではなく、寿命や死亡率、死亡原因を指標に選んだのには、そうした理由があった。

だが、その理由や意図はともかく、寿命や死亡率という動かしがたい客観的な数字と、ターマンの集めた各人に関わる夥《おびただ》しいデータが結びついたとき、予想を超えた、そして、予想もしなかった事実が、次々と明らかになっていったのである。

長寿を保つ人と、短命に終わる人との間に、単なる遺伝的負因を超えた要因があるとしたら、それは何なのか。ガンや心臓病で亡くなる人、事故で亡くなる人、自ら命を絶つ人、最期の迎え方は、単なる遺伝的体質や生活習慣の違いだけで説明ができるのだろうか。それとも、そこにはもっと別の要因が関わっているのだろうか。

それについて述べていく前に、ターマン－フリードマンの研究の特殊性と限界についても述べておこう。

八十年にわたる研究が特別な意味をもつわけ

ターマンが選び出した千五百人余りの子どもたちは、一定地域に住む一般の児童でもなければ、そこから無作為に抽出したサンプルでもなく、知的能力に優れているという条件のもと選び出された〝特別な〟子どもたちだった。ありていに言えば、クラスで一番優秀な英才児や優等生を対象とした調査なのである。

こうした特殊な集団を対象にした調査の結果が、はたして一般人口に当てはまると言えるのか、その点に疑問が生じるのは当然である。

フリードマンらも、もちろんそうした〝欠陥〟を熟知していた。そこで導き出された結論が、一般人口を対象にした他の調査結果と、どの程度整合性があるかを、かなり手間暇を注いで検証している。そうすることで、特殊なエリート集団にしか当てはまらない真実なのか、それとも知的能力やその人の所属する集団に関係なく普遍的に成り立つ真実なのかを傍証《ぼうしょう》しようとした。

もちろん、すべての結論が一般人口に当てはまるかどうかは、比較する研究が他にあまりないため、検証しようのないものもある。しかし、比較できる他の研究があるものについては、一般人口を対象に行われた研究結果と概《おおむ》ねよく一致しており、見出された真実は、かなり高い普遍性をもつと考えられる。

だが、ターマンのサンプルの特殊性は、デメリットとばかりは言えない。それはある意味、一般人口を対象にした調査よりも、あなたにとって意味のある結果かもしれない。というのも本書の読者となった方は、本など滅多《めった》に読んだこともない暮しをしている人というよりも、おそらく平均以上の知的能力に恵まれ、子どもの頃から学業も頑張ってきた人が多いのではないだろうか。だとすると、ターマンのサンプルから導き出された結論は、すべての人を対象にした調査から導き出された結論以上に、あなたにとって真実だとも言えるのである。

研究の結論の普遍性ということになれば、サンプルの知的能力以外にも、さまざまな制約や限界がある。そもそも八十年にわたる調査ということは、対象者が生まれたのは一九一〇年頃であり、一世紀も前に生を受けた世代についての結論だということになる。これは、長期にわたる研究の宿命で、長い期間追跡調査すればするほど、より真実に近づくことができるが、同時に、その結論が導き出された頃には、あまりにも長い時間が経過してしまって、遠く隔たった世代の真実でしかなくなってしまう。

しかも生まれ育った場所は、アメリカのカリフォルニア州である。時代も場所も異なる時空に生きた人たちの特性が、はたして人種も文化も風土も異なる人々にどれだけ当てはまるのかという疑問も禁じ得ないだろう。

そうした点を踏まえて、フリードマンも、近年になって行われた研究や、他の国や地域で行われた研究と、その結果を比較している。

結論から言うと、八十年という時間をかけて得られた結論は、時間的空間的制約を超えた、高い普遍性をもつと考えられるのである。一世紀近い時間のスパンでみると、社会や文化といった小異による影響よりも、人類という種に共通する普遍的な傾向が浮かび上がるのかもしれない。

たとえば、短い時間のスパンでみると、死亡率をもっとも左右するのは、その時点の健康状態であろう。重病にかかっていたり、虚弱体質で病気にかかりやすかったりすれば、近い将来死ぬ危険も高くなる。ところが、もっと長い時間軸でみると、まったく違うことがみえてくる。一過性の影響や一時的な現象は捨象され、もっと持続的で本質的な影響を及ぼす因子が浮かび上がってくるのだ。

たとえば、幼い頃の健康状態や発達は、一生という長期的な観点でみると、寿命への影響が認められなかったのだ。影響していたのは、思いもかけないことであった。

そして、それは同時にわれわれをさらに深い認識や思索へと導くものであろう。

もちろんすべての結論を、真実だと鵜呑《うの》みにする必要はない。そこにはあくまでその時代やサンプルの特殊性があり、限界がある。それが今日生きるわれわれにも当てはまる真実かどうかは、あなた自身の心の眼で見極めればよいことなのである。

その研究結果は多面にわたるものであるため、いくつかの章に分けて、みていくことにしよう。それでは寿命をめぐる、エキサイティングで新たな発見に満ちた旅に出発しよう。

第二章　あなたは長寿性格か？

寿命を左右する条件には、さまざまな要因がある。まず、この章と次章で取り上げるのは、本人の性格傾向である。本人の性格というものが、寿命を左右するのだろうか。答えは、イエスである。しかも、その影響は、生活習慣やあなたが丈夫な体質だったかどうか以上に、あなたの寿命を左右するのである。

その秘密の条件を知ってしまう前に、あなたにとって一番面倒な作業をしていただこう。それは、あなた自身に正直に向き合い、あなた自身の特性を知るということである。ターマン自身が用いたものをもとに、フリードマンらが作成したチェック・リストを、その著書『長寿プロジェクト（The Longevity Project）』より引用・訳出して以下に掲げることにしよう。

「長寿性格」の診断テストをやってみよう

子どもの頃のあなたについて、もっとも当てはまるものをお選びください。大人になってからのあなたについても、同じ質問に答えてください。

1．いつも準備に怠りない
①とても当てはまる
②ある程度当てはまる
③どちらでもない
④あまり当てはまらない
⑤まったく当てはまらない

2．持ち物を散らかしっぱなしにする
①とても当てはまる
②ある程度当てはまる

③どちらでもない
④あまり当てはまらない
⑤まったく当てはまらない

3. 冷たいもののことを考えると、本当に寒くなってしまう
①とても当てはまる
②ある程度当てはまる
③どちらでもない
④あまり当てはまらない
⑤まったく当てはまらない

4. 詳細な計画を立てるのが好きだ
①とても当てはまる
②ある程度当てはまる
③どちらでもない

④あまり当てはまらない
⑤まったく当てはまらない

5．物事をごちゃごちゃにしてしまう
①とても当てはまる
②ある程度当てはまる
③どちらでもない
④あまり当てはまらない
⑤まったく当てはまらない

6．嫌な仕事は先にやるようにする
①とても当てはまる
②ある程度当てはまる
③どちらでもない
④あまり当てはまらない

⑤まったく当てはまらない

7. ときにはウソを吐かねばならないこともあった

①とても当てはまる
②ある程度当てはまる
③どちらでもない
④あまり当てはまらない
⑤まったく当てはまらない

8. 物を元あった場所に戻すのを、よく忘れてしまう

①とても当てはまる
②ある程度当てはまる
③どちらでもない
④あまり当てはまらない
⑤まったく当てはまらない

9. 秩序を好む
①とても当てはまる
②ある程度当てはまる
③どちらでもない
④あまり当てはまらない
⑤まったく当てはまらない

10. しなければならないことを怠ってしまう
①とても当てはまる
②ある程度当てはまる
③どちらでもない
④あまり当てはまらない
⑤まったく当てはまらない

11. 予定や時間を守る
①とても当てはまる
②ある程度当てはまる
③どちらでもない
④あまり当てはまらない
⑤まったく当てはまらない

12. 目標を達成しようとこだわる
①とても当てはまる
②ある程度当てはまる
③どちらでもない
④あまり当てはまらない
⑤まったく当てはまらない

集計方法

質問番号	1	4	6	9	11	12	合計A	合計B (36−A)
子どもの頃の回答								
大人の回答								

質問番号	2	5	8	10	合計C	長寿性格・判定スコア(B+C)
子どもの頃の回答						
大人の回答						

1、4、6、9、11、12の六項目については、①から⑤をそれぞれスコア1から5として合計を求め（合計A）、さらに36から合計Aを引いた値（合計B）を求めます。

次に、2、5、8、10の四つの項目についても同様のスコアで計算して合計を求め（合計C）、さらに合計Bと合計Cを足して、長寿性格・判定スコアを求めてください。

結果の判定

チェック・リストの作業が終わったところで、結果の判定に進もう。

スコアは最高点が50で、最低点が10である。スコアが37〜50の人は、長寿になりやすい性格を備えていると判定される。スコアが25〜36の人は、平均的なレベルだと言える。一方、スコアが10～24の人は、長寿を妨げる性格の持ち主だということになる。

もちろんこれは全体的な傾向であり、このスコアだけによって寿命が決定されるわけではない。統計学的には有意な相関を認めているが、相関係数は〇・一五程度とゆるい相関である。

ただし、ゆるい相関だからと言って、あなどれないことも確かだ。

寿命には、遺伝要因をはじめ、さまざまな偶然の要因も含めて、無数のファクターが関与する。そうした中で、たとえ、ゆるい相関であっても、統計学的に有意な相関が認められるということは驚くべきことなのである。少なくとも巷にあふれた薬や健康法よりも、あなたの寿命を左右することが裏付けられている一つの事実なのである。八十年にもわたる追跡調査の結果、見出された関係というものは、好むと好まざるとにかかわらず、高い普遍性をもつ揺るぎない真実なのである。

小さな偏りの蓄積が大きな差となる

どんな行動をしているときも、重力がわれわれを絶えず大地へと引き寄せているように、その人の性格傾向は、その人の行動を知らず知らず左右し、ある方向へと引き寄せる。その方向は、死であるかもしれない。その積み重ねによって、結果的に寿命に大きな影響を与えるのである。

なお、前述の診断テストでは、項目3と項目7が、スコアに含まれていないことに気づかれたかもしれない。項目3は意図的に挿入された無関係な項目であり、項目7はライ・スケール（虚言尺度）と呼ばれる、その人の正直度をみる項目である。

項目7で⑤を選んだ人は、ライ・スケールが高く、自分を実際以上に良くみせようとする傾向が強く、チェック・リストの回答の信頼性も劣るということになり、割り引いて判定する必要がある。④を選んだ人も、ややその傾向があるということになろう。

意外な事実——長生きしやすい性格とは

長生きしやすい性格、つまり長寿性格が、このような質問で見分けられる〝地味な〟特性であることに、意外の感を抱いた人も少なくないだろう。

だが現実とは、案外〝地味な〟ものなのかもしれない。実際、フリードマンらが見出した、長寿ともっとも関係のある性格傾向は、大方の予想を裏切って、明るさや社交性といったものではなく、慎重さや勤勉さや誠実さといった〝地味な〟特性だった。長寿ともっとも強い結びつきを示したのは、生真面目で、怠りなく、自己コントロールができ、信頼に足る、慎重な努力家の傾向だったのである。明るさや陽気さは、むしろ寿命に対してマイナスの相関さえも示した。社交性も、寿命に対しては中立的な影響しか認められなかった。

アリとキリギリスの喩えで言えば、冬を乗り越えて長生きしたのはアリだったのである。もちろん他にもさまざまな要因がからむので、このこと一つで寿命が決まるわけではない。陽気で明るい人が長寿を全うすることも数多い。しかし、全体を平均すると、陽気で明るい性格の持ち主かどうかよりも、慎重な努力家であるかどうかが、寿命を左右するということだ。

子どもの頃と大人になってからでは、性格や生き方が違ってくるということも少なくない。子ども時代から大人の時代に至るまで、一貫して慎重な努力家だった人、子ども時代は慎重な努力家だったが、大人になってからそうでなくなった人、子ども時代には慎重さに欠け、努力もしなかったのに、大人になってから慎重な努力家になった人、子ども時代も大人になってからも、ずっと慎重さや勤勉な努力とは無縁だった人とに分けられるだろうが、その四群で比べてみると、一番長寿を楽しむことができたのは、子ども時代からずっと慎重な努力家だった人である。

そして、もっとも短命に終わったのは、子ども時代も大人になってからも、慎重さや努力に欠けた人だった。途中からいずれかに変わった人は、その中間だった。

この結論は、好むと好まざるとにかかわらず、八十年に及ぶ研究が行き着いた一つの事実なのである。偶然の結果に過ぎないように思われることも、実際には、われわれに備わった特性がいつのまにか作用して、われわれの行動を左右し、寿命にも影響を及ぼしている。長期にわたって有利な特性を示した人は、より長生きしやすく、その逆の場合は、早く命を落とす危険が高まるだけの話だ。そして、その特性とは、慎重で勤勉な努力家、一言で言えば、真面目であるということなのである。

真面目な人を笑うなかれ

世の中には勤勉な努力や節制といったことを笑い飛ばす風潮がある。思いのままに楽しみや快楽を追求した方がストレスが減り、喜びが増して、長生きできるのだと説く人もいる。確かに、そうした考え方が大切な面もあるが、現実に、健康で長く活躍し、長寿を全うした人は、欲望のままに楽しみを追求したり、やりたいことだけやって暮したような人というよりも、日課を勤勉にやりこなし、欲望もほどほどに満たす術を心得た、自己抑制が利いた人なのである。アリを笑っていたキリギリスが、晩年はアリを羨《うらや》み、自らの境遇を嘆くことになったように、節制や勤勉さ、真面目さを笑っていた人は、最後には早く老い衰えた肉体や病を抱え、自分の気ままな生き方のツケが回ってきたと嘆くことになりかねないということだ。

倹約家、始末屋であるといった特性も、長寿にプラスに働く。後先のことを考えずにローンで借金したりする傾向は、長寿にはマイナスなのである。

目的に向かって地道な努力をするといったことは、ストレスを増やし、体や心の健康にとってマイナスな面があると誤解される向きもある。しかし実際は、目標をもち、その達成に向けてたゆまぬ努力をする人の方が、物事を成し遂げるだけでなく、健康で長生きするという結果が示されているのだ。

ことに、こうした性格の違いがものを言うのは、成功した人生を歩むときよりも、逆境の人生を歩むときにおいてである。

成功した人生を歩むとき、長寿性格かどうかは、寿命にあまり影響を及ぼさない。節制や慎重さに欠けた人も、特に寿命を縮めるということはない。ところが、人生がうまくいかないときこそ、その差がはっきりと出る。節制や慎重さ、勤勉さというものが身に付いていない人では、死亡率が大幅に上がってしまうのだ。それに対して、勤勉で慎重で節制が保たれる人では、たとえ人生がうまくいかなくても、死亡率の上昇が抑えられるのである。

研究結果は若い世代にも当てはまる

ターマンの研究は、およそ一世紀前に生を受けた世代を対象とする研究である。多くは中流階級出身の知的能力に優れた人たちだった。先にも述べたように、そこで見出された傾向が、はたして他の世代の人たちや、背景の異なる人たちにも当てはまるのかという疑問がつきまとう。

フリードマンたちもそのことはよくわかっていたので、どの程度の普遍性をもつかを確かめるために他の研究者たちが他のサンプルで行った研究についてメタ分析を行っている。

メタ分析とは、多数の研究を集めて、そのデータをもとに研究するという手法である。より多くのデータを集めることができるため、一つの研究だけでは生じやすい偏りを排除し、より普遍性の高い結果を得ることに役立つ。難点としては、データの収集方法や質が均一ではないため、それを足し合わせて平均することに、多少の無理が生じることが挙げられる。

いうなれば日経平均株価のように、一万円を超える株価のものも、何十円かの株価のものも、同じように足して平均するような乱暴さがないとは言えない。しかし、大ざっぱな傾向を知るには、非常に有効な方法だと言えるだろう。

二十の研究をメタ分析した結果、慎重で、責任感があり、自己コントロールに優れた人は、どの年代においても死亡率が低いという同じ結果が得られた。この傾向は、若い世代にも、中年にも、老人にも当てはまったのである。

「善人は早死にする」は間違いだった

フリードマンは、慎重で、勤勉で、責任感が強く、誠実な性格特性を、コンシエンシャスネス（conscientiousness／勤勉性）という用語で表現している。コンシエンシャスネスは、コンシエンス（conscience／良心）の派生語で、元々の意味は「良心的なこと」だが、心理学の世界では、一つの性格特性を表す専門用語として使われる。通常、勤勉性、誠実性などと訳される。

「ビッグ・ファイブ」や「五因子モデル」と呼ばれる人格理論では、人格の主要な因子として、外向性、協調性、勤勉性、神経症傾向、開放性の五つを抽出し、その各因子の強弱の組み合わせによって人格を説明しようとする。五因子の一つが、コンシエンシャスネス／conscientiousness（「勤勉性」、「誠実性」や「統制性」と訳されることもある）である。

長生きの条件として、長寿ともっとも強い関係が認められたのが、勤勉性だったわけだ。この勤勉性は、他の研究によっても健康状態や死亡率と関係し、勤勉性が高いことは健康によく、死亡リスクを下げる方向に働いていることが裏付けられている。

幸いにと言うべきか、勤勉で誠実ないわゆる「善人」は、健康で長生きするのである。例外も多いとはいえ、総じて善人は長生きするのである。善人は早死にするというのは神話であって、真実は違っていたのである。

長寿というだけでなく、百歳を超えても現役で活躍し続けている人の代表と言えば、やはり日野原重明氏だろう。そしてまた、日野原氏の驚くべき特性は、その驚異的な勤勉性である。

日野原氏は、若い頃は急性腎炎《じんえん》や結核を患い、一時は医師になることも断念しかかったほどで、決して特別に頑健な肉体の持ち主というわけではなかった。しかし、勤勉で誠実な生き方という点では、誰も真似ができない信念の人であり、努力家であった。九十歳になるまで睡眠時間四時間で働き続け、週に一回は徹夜をしていたという。九十歳を過ぎてさすがに徹夜はしないようになり、睡眠時間を五時間とるようにしたというが、それでも五時間だ。たっぷり寝て、のんびり暮せば長生きできるというものではないことを、彼の生き様は示している。

長寿に不可欠な要素とは

勤勉性には、いくつかの要素が含まれる。一つは慎重さや周到さといった、危険や失敗に対する用心深さである。もう一つは節制や勤勉に代表されるような自己コントロールである。さらにもう一つは、伝統や慣習を尊重したり、管理をきちんとする秩序愛（現状保存）である。危険回避、自己制御、秩序愛の少なくとも三つの要素が混じり合った概念だということになろう。

危険回避のためには自己制御が必要であるし、現状を維持することも危険回避につながる。一方、秩序を保つためにも、自己制御が必要だ。ただ、秩序には他人もしばしば関わるので、自己制御だけでは達成できず、そこからフラストレーションが生じることになる。それゆえ、勤勉性、誠実性の高い人の苦しさやストレスの多くは、自分自身というよりも、周囲から生じることになる。その秩序愛ゆえに、いい加減で無責任で怠け者である周囲の人に対して、苛立ちを覚えてしまうのだ。

そうしたストレスにうまく対処できるかどうかが、このタイプの人の社会適応や健康を左右する。勤勉で、誠実で、秩序を重視するが、ある程度他者に対する寛容さや柔軟性、思いやりも備えている場合には、周囲との摩擦によって、疲弊してしまうということを避けられる。しかし、秩序を重んじる傾向が、頑《かたく》なで厳格になり過ぎ、温もりや優しさを失ってしまうと、周囲との軋轢《あつれき》が強まり、自分も周囲も疲れ切ってしまう。

同じ勤勉性を備えていても、寛容さや思いやりをもつことができるか、独善的な厳格さを強めてしまうかが、運命の分かれ目なのである。その点を左右するのは、一体何なのか？

五因子理論の人格因子の一つに、開放性（オープンネス）がある。開放性とは、社交的とか外向的という意味ではなく、どんなものでも受け入れられる心の広さをいう。寛容さは、この開放性という特性と近い。近年の研究で、開放性も、病気から心身を守るうえで防御因子になるとされ、たとえば開放性の高い人では心臓疾患のリスクが減るとされる。

ただ、ターマン－フリードマンの研究では、開放性と寿命の関連はあまり認められておらず、開放性という指標の限界、さらには五因子理論自体の限界も浮かび上がる。

もっと的確に問題の本質を言い当てた指標はないのか。

実は、その答えも、近年の研究でわかってきている。それが、愛着の安定性である。これは、従来の性格理論にはない概念であり、先述の五因子理論にも当然含まれない。フリードマンらの研究は、伝統的な五因子理論に基づくものであるため、彼らの研究にも、この視点はない。しかし、実はフリードマンらの研究は、はからずも愛着の安定性が、長寿にとっていかに重要な因子であるかを裏付けるものとなっている。愛着の安定性については、後の章で再度触れることにしよう。

なぜ真面目な人は長生きするのか

〝良心的な〟〝真面目な〟人が長生きするという意外な事実に対して、フリードマンたちは、その原因分析を行っている。なぜ、真面目な人は、長生きしやすいのか。

考えられる第一の理由は、真面目な人は健康を守ることに怠りなく、有害で危険なことをあまりしないということだ。実際、真面目な人は喫煙率も低く、過量に飲酒することも少ない。薬物を乱用したり、無謀な運転をすることもあまりない。運転するときはシートベルトをきちんと締め、安全運転を心がける。定期健診を受け、医者の助言にも耳を傾ける。

こうしたことから、タバコやアルコールが原因で起きる病気をはじめとする、さまざまな生活習慣病のリスクを下げることができると考えられる。また事故死など、不慮の死の危険も減るだろう。

第二の理由は、真面目な人がもつ遺伝的素因には、そもそも病気になりにくい特性が備わっている可能性があるということだ。明確な因果関係はまだ解明されていないものの、フリードマンらの分析によると、不摂生を避けることで生活習慣病が減ることによる効果や、慎重な性格により事故死が減るといった影響を取り除いたとしても、なおかつ真面目な性格の持ち主は、他の病気にかかりにくい傾向がみられるという。このタイプの人では、あらゆる原因による死亡率があまねく低いという結果が、この研究以外でも多く確認されているのだ。

そうした遺伝的特性として、フリードマンらが推測している仕組みの一つが、セロトニン・システムである。セロトニンは脳内の伝達物質であるが、セロトニンの働きが弱いと、衝動的になりやすいことが知られている。また、セロトニンの働きの低下は、不安やうつと関係している。

衝動性のコントロールがうまくできる人は、セロトニン系の働きが良く、危険な行動や耽溺《たんでき》的行動にも走りにくく、さまざまな危険を避けられるだけでなく、ストレスや不安レベルが低く、病気にかかりにくいのではないかという推測も成り立つだろう。

ただ、ことはそう単純ではなく、その点にはさまざまな異論がありそうだ。たとえば、節制とか慎重といった傾向は、むしろ不安と結びついた傾向であることも多いからだ。不安が強いゆえに慎重に行動し、有害なものを避けようとするということも、間違いなく認められる傾向である。

そこで問題になるのは、同じように不安を抱いていても、危険を避ける方向に行動する人もいれば、不安を紛らわそうともっと危険な行動にのめり込んでしまう人もいるということだ。

多くの依存的で嗜癖《しへき》的な行動は、一時的に不安を緩和する作用がある。もちろん、それは刹那的な効果に過ぎず、その後で一層落ち込んだり自己嫌悪に陥ったりして、長期的には不安やストレスを減らすことにはならない。

同じように不安やストレスを抱えていても、それに対して現実的に有効な対処ができる人と、現実逃避的な嗜癖行動に走ってしまう人がいるということになろう。結局、良心的に行動する人とは、危険な嗜癖行動に走らずに、現実的に有効な対処を実行できる人だということになる。

その違いは、一部には生まれもったセロトニン・システムの違いによるかもしれないが、それだけで説明することは難しいだろう。むしろ後天的な要因も関わっていると考えられる。実際、セロトニン・システムの働きにしても、後天的な環境要因によって大きく左右される。そこに関わると考えられるのも、前述の愛着の安定性である。

そして、第三の理由として考えられるのは、真面目で自己コントロールのできる人は、健康的な生活環境を手に入れやすいということである。実際にこのタイプの人は、より安定した職業生活、より安定した結婚、より安定した対人関係を長く保つ傾向がみられる。それによって波乱を避け、生活の安定を維持し、無用のストレスを減らし、間接的に健康を守り、結果的に長寿に寄与するということになるのだろう。

勤勉な人はうつになりやすい？

ただ、この点にも異論がないわけではない。自己コントロールが強く、生真面目な人は、ともすると自分を抑え過ぎるきらいがある。精神科領域でも、生真面目で、自己抑制の強い傾向は、ストレスを溜めやすい性格だと言われてきた。真面目で、几帳面で、律儀で、責任感が強いといった性格は、メランコリー親和型気質とも呼ばれ、国際的なレベルでうつ病になりやすい人の典型的な性格とされてきた。これは、今日では強迫性パーソナリティと呼ばれるタイプに相当する。

ところが、フリードマンの研究結果によって、もっとも長生きする性格とされたのは、慎重で、勤勉で、自己コントロールが強く、計画的に努力し、秩序や信頼を重んじる、真面目で誠実なタイプである。これも今日の分類で言えば、強迫性パーソナリティに他ならない。

つまり、うつ病になりやすいとされた生真面目な頑張り屋のタイプが、結局一番長生きをしていたということになるのだ。もちろん、うつ病になることは、健康の大きな脅威であるし、寿命にとってもマイナスの影響を及ぼすことが知られている。たとえば、うつになることは、ガンや心臓病の発症リスクを高める。同じ性格傾向が、一方で長寿に有利とされ、一方でうつやそれに伴う死亡リスクを高める。一見矛盾に思えるが、一体これはどういうことなのだろうか。

そこで浮かび上がるのは、そもそも前提となっている、「メランコリー親和型気質がうつ病になりやすい性格である」というのは本当なのか、という疑問だ。その前提をまず確かめておく必要がある。

近年の研究で、うつ病患者の病前性格が、必ずしもメランコリー親和型気質の特徴と一致せず、むしろ違うタイプの人が多いということが、再三指摘されるようになっている。

実際、うつ病と関連する人格因子を調べた研究では、神経症傾向がもっとも強い関連を示し、特に否定的な感情にとらわれやすい傾向が、その後のうつ病の発症を予測した。たとえば、性格特性やうつ傾向を現時点と五年後で調べ、うつ病の発症との関連を調べると、うつ病を予測する因子として認められたのは、①怒りの感情にとらわれやすい、②肯定的な感情が乏しい、③伝統や慣習を軽視する、④文化的関心が乏しい、の四つであった。

勤勉性の高い人は、伝統や慣習を尊重しようとするので、むしろ勤勉性は、うつ病を防ぐ方向に働いていると考えられる。

　では、なぜ、誠実で真面目な性格の人は、うつ病になりやすいと考えられたのだろうか。うつのタイプによっては確かにそういう人もいて、誠実で責任感が強いゆえに、自分を追い詰めてしまうという場合もある。本来のうつ病であるメランコリー親和型うつ病では、そうした傾向がみられる。だが、今日うつと呼ばれているものは、大部分、本来のうつ病であるメランコリー親和型うつ病ではない。全体のごく一部に過ぎない。結局は、異なるタイプのうつを、すべてうつ病という言い方で括《くく》ったことに、混乱の原因があるのだろう。むしろ、一般人口に多いうつは、傷つきやすく、否定的な感情にとらわれやすい人がかかるケースである。勤勉性は、神経症傾向と、かなり強い負の相関を示し、勤勉性は神経症傾向（情緒不安定性）を抑える方向に働く。

　実際のところ、うつ病になりやすいとされるメランコリー親和型気質が、寿命を縮めるということを証明した研究はない。

　つまり、生真面目で律儀で責任感が強いタイプは、ある面で無理をし過ぎてうつ病になりやすいといった面をもつにもかかわらず、もっと長期的に、かつ全体で見ると、成功し、安定した家庭を手に入れ、健康で長生きするチャンスが大きいということになる。

あなどれない先人の知恵

コンシエンシャスネス（conscientiousness）は、日本語では、通常「良心性、誠実さ」などと訳される。しかし、日本語のニュアンスでいう「良心」とは少し違う。むしろ「真面目さ」「怠りなさ」といった方が近い。

というのも、元々コンシエンシャスネスは、プロテスタントの倫理を支える価値観であり、日々の務めを怠りなく行い、神に恥じないように生活するという意識を指す。宗教改革から生まれた新教徒たちは、聖書の教えに忠実に、勤勉さや誠実さを重視したことでも知られるが、勤勉で規則正しく、節制された生活も、コンシエンシャスネスの表れなのである。

社会学者のマックス・ウェーバーによれば、近代資本主義の思想的な源流は、プロテスタントの精神である「良心／conscientiousness」に由来するという。節制や勤勉、誠実さ、計画的周到さが、プロテスタントの価値観と不可分であったからこそ、それが資本主義を支えるバックボーンとなり得たのである。

プロテスタントに限らず、東洋においても、節制や勤勉さ、秩序といったものを重視する考え方は古くからある。仏教や儒教の思想にもイスラム教の思想にも、そうした要素を認めることができる。規律に従って生活し、欲に溺れず、勤労や奉仕を尊ぶという精神は、民族、文化、宗教を超えた人類に普遍的な一つの価値観であり、ライフスタイルなのだろう。そうしたライフスタイルが、広く力をもった価値観として通用するようになったのは、それがもたらす大きな恩恵があったからであり、何千年、何万年という経験の中で、人類はそのことを学んできたに違いない。つまり、その恩恵とは、長寿と幸福のチャンスを増やすということに行き着くのではないだろうか。

フリードマンらの研究は、人類が長い歴史の中で見出した一つの真実を、改めて確認するものだったと言えよう。

グラハム・ベルの場合

電話の発明で名高いアレクサンダー・グラハム・ベルの驚くべき生涯も、まさにそうした勤勉さに支えられていた。ベルは、通信事業という巨大な産業を生み出し、事業家としても大成功したが、彼は決して商売人ではなかった。彼は、自分の信念と情熱のために働き続けた人だった。

そもそもベルが電話を開発することになったのには、深い必然性があった。彼は音声学者であり、それよりも前に、聴覚・言語障害者に発音を教える教師だった。彼の母親は聴覚障害者であり、彼の妻もまた聴覚障害者だった。

そもそもベル家が、聴覚・言語障害に取り組むことになったのは祖父の代からであった。孫と同姓同名の祖父アレクサンダーは、元々靴職人であったが、良い声の持ち主だった。彼はエジンバラで舞台俳優の仕事を得て、次第に活躍するようになる。中年になり俳優の仕事が減ると、プロンプター（セリフを俳優にこっそり教える係）や朗読の仕事で食いつないだ。だが、それが思いがけない活路を開くことになる。プロンプターとして低音を話す技術から、彼は独自の発声法を生み出し、言語障害の治療やスピーチの指導者として活躍し、「ベル教授」として知られるようになったのだ。

しかし、思いがけない不幸が足もとから襲う。妻の不倫である。その騒動により、彼は妻を失っただけでなく、生徒や収入も失ってしまう。彼は再起を期してロンドンに出ると、言語障害やスピーチの指導者として一から出直す。その後の二十年、平穏な後半生を送ることができたのは、家庭的な女性と再婚できたことによるところが大きかった。

祖父には、娘と息子がいた。娘は母親が引き取ったが、息子は父親と行動を共にした。それが、グラハム・ベルの父親になるメルヴィル・ベルである。原因不明の体調不良に悩まされていたメルヴィルは、心機一転、新大陸のカナダに渡ることにする。そこの気候が合ったのか、それとも義母のいる自宅での暮しが精神的なストレスになっていたのか、メルヴィルは体調を回復しすっかり元気になる。

カナダではビジネスの世界で働き始めるが、アマチュア演劇に携わったのがきっかけで発声に興味をもち、やがて吃音《きつおん》の矯正に取り組み、成果を上げる。ロンドンではなくエジンバラに戻ると、メルヴィルは、スピーチや吃音矯正の仕事に本格的に取り組むようになる。

彼の生涯のテーマをさらに決定的にしたのは、イライザという女性との出会いである。メルヴィル自身、その出会いをこう語っている。「彼女は耳が不自由で、人の声を聴くのには補聴管の助けを必要とした。私は心から同情した。ところが彼女はとても明るく、彼女への同情はたちまち敬服に変わっていった」

イライザは、そのとき三十四歳で、メルヴィルよりも十歳も年上だった。二人は結婚し、その後、生涯にわたって理想的とも言える幸福な関係を維持した。

おそらく、両親の離婚で母親を失ったメルヴィルにとって、イライザは母親代わりの存在でもあったのだろう。メルヴィルは、こう記している。「妻はとても親切で思いやりがあり、愛らしく、五十二年の結婚生活の間、私に不機嫌な顔を一度もみせたことがなかった」

こうした伴侶をもつことができた人は、本当に幸せだろう。後の章で述べることにも関連するが、それはまた彼の長寿を支えたに違いない。

こうして結ばれた夫婦の間に生まれた二番目の息子が、アレクサンダー・グラハム・ベル（通称アレック）だった。

悪戯《いたずら》好きで活発で、ガキ大将だった兄とは対照的に、アレックの性格は、生真面目で慎重で、おとなしく、内気で、どちらかというと孤独を好んだ。学校では朗読の才能をみせたものの、当時重視されたラテン語といった古典語が嫌いだったため、成績はぱっとしなかった。小さい頃から自然科学に興味を示したが、その才能に特別な注意を払う人はいなかった。

三人兄弟の真ん中という立場にあったアレックは、やや日の当たらない存在だった。そんなアレックに目をかけてくれる存在が現れた。祖父のアレクサンダーだ。彼は再婚した妻に先立たれ、孤独を紛らわそうと十五歳の孫をロンドンに呼び寄せたのだ。この祖父は、どんなに生まれの卑しいものでも、教育をすれば高貴なものに劣らない能力を発揮できるという考えをもった、当時としては非常に進歩的で、リベラルな人物だった。一方的に教えるのではなく、二人は「気の合う友達」になった。

老齢になってもたゆまぬ努力を続ける祖父との生活は、自ずとアレックに強い感化を及ぼし、発声法や雄弁術への関心を掻き立てるとともに、一層誠実で、勤勉で、忍耐強く、勉強好きな若者に育てたのである。彼は、十六歳からエロキューション（雄弁術）の教師として働き、エジンバラ大学に入学した頃には、音声学についてひとかどの知識と経験を有していた。後にロンドン大学に移って学位取得を目指した。

ところが、一家を再び苦難が襲う。まず弟が、さらに兄が、相次いで結核で亡くなったのだ。しかも、父親のメルヴィルの業績は、イギリスではあまり評価されず、行き詰まっていた。父親は再起をかけて、アメリカに渡る決意をする。たった一人の息子となったアレックも、大学を中退して、父親と行動を共にすることとなった。

アレックは、ボストンで聴覚障害者の教師として働き始める。生徒はわずか四人だったという。しかし、一人の生徒が顕著な進歩を示したことが評判を呼び、ボストンでその力を次第に認められるようになる。

それだけでも大変な努力を要することであったが、聴覚障害者を救いたいというアレックの一念は、空気の振動を電気の振動に変換する装置の研究へと、彼を駆り立てた。そんな中、副産物として思いついたのが、電話の原理だった。

アレックは昼間は教師として働き、夜は研究に没頭するという生活を続けた。教師の仕事も決して手を抜くことはなかったので、彼はいつも過労気味で、頭痛や不眠にも悩まされた。世界で初めて、電話機が発する音を聞いたのは、彼が二十八歳のときのことだった。翌年特許を取得し、さらにその翌年電話会社を設立。同じ年、教え子だった十歳年下のメーベル・ハバードと結婚。彼女も母親と同じく聴覚障害者だった。

アレックの会社は、その後、大発展を遂げることになる。しかし、巨大な富を手にしてからも、彼は贅沢や安楽を好まず、以前と同様に勤勉に研究生活を続けた。その暮しぶりは、老齢になってからも変わることがなかった。七十五歳という享年《きょうねん》は、とびぬけて長寿というわけではないが、その人生は極めて充実したものだった。死の直前まで彼は実験を行い、新たな構想をノートに書き続けていた。彼が亡くなって五カ月後、妻のメーベルも後を追うように亡くなっている。

アレックの勤勉さは、祖父の代から受け継いだ筋金入りのものだった。勤勉さといったものは、信条や価値観とも密接に結びついた〝文化〟のような面をもつ。かつて、勤勉さや誠実さを大切にする〝文化〟が、この日本にもあった。それが、日本の繁栄とともに長寿の礎《いしずえ》ともなってきたと思われる。しかしその〝文化〟の悪い面ばかりが強調され、良い面が疎かにされたり、軽んじられたりすることは、残念なことに思える。

長寿性格になるために

「長寿性格」の診断テストで、長寿スコアが低いと判定された方も、気落ちするには及ばない。勤勉性は、心がけ一つで高めていくことが可能だからだ。子どもの頃、無鉄砲で、衝動的で、後先考えずに行動した人も、年とともに思慮深くなり、結果を考えて行動することができるようになる。その先にひそむ危険を考えに入れること、そして目先の欲望に溺れずに、自分をコントロールする術を身に付けることは、まさに人間として成熟するということでもある。

ところが、中には、若い頃はそこそこ思慮深く、慎重に行動していたのに、中年以降になってから、無謀なことをして大失敗をするという人もいる。若い頃には、少々失敗しても取り戻すこともできるが、ある程度年をとってから大きな失敗をしてしまうと、打撃が大きいだけでなく、取り戻す時間も体力も残されていないということになってしまう。年をとればとるほど、失敗は応える。それゆえ、リスクを避け、より慎重に行動することが求められる。その逆をしてしまえば、財産を失うだけでなく、寿命を縮めることにもなる。

成功で気が大きくなって、慢心《まんしん》するという場合もある。加齢によって、思慮分別のブレーキが甘くなってしまうという場合もある。昔より感情のコントロールが利かなくなっているような場合には、要注意だろう。怒りのコントロールだけでなく、それ以外の面でのコントロールも甘くなっているのが通常だからだ。

勤勉性の高い人は、一獲千金《いっかく》を夢見るよりも、出費を節約し、稼いだお金を手堅く蓄えようとする。大儲けによって得られる利益よりも、それに伴って生じるリスクの方に目を向けるのだ。

退職金や老後の資金としてもっていた何千万円というお金を、投資話に乗せられて失ってしまう人がいる。こうした被害に遭う人には共通点がある。それは、気分の波があるということだ。行け行けのときと、がっくり落ち込むときの差が大きい。気が大きくなって、大胆な行動をとってしまうときは、リスクには目がいかず、調子のいい考えに夢中になってしまう。

だが、世の中には、そんなに都合のいいことばかりはない。老後の資金が半分になってしまって、愕然《がくぜん》とし、うつになってしまう人もいる。こういうアクシデントに見舞われると、生活資金に困るだけでなく、寿命さえも縮めてしまう。

こうした事態に陥らないためにも、リスク重視で考えることが大事だ。特に中年期以降は、もう博打《ばくち》をする年ではないと悟ることだ。

長寿性格になるための根本的な指針は、次の三点に要約できる。

一つ目は、ゲインよりもリスクを重視するということだ。二つ目は、変化よりも現状維持を優先することだ。そして、三つ目は、自己コントロール力を高め、欲にのめり込むのではなく、欲から少し距離を置くように心がけることだ。

第三章 その性格が寿命を縮める

長生きする性格、早死にする性格

前章では、長寿にもっとも関係が深い性格として見出されたのは、意外にも勤勉さ、誠実さといった特性であることについて述べた。一言で言えば、真面目な性格が、長生きするうえで有利だというのである。

怠けて楽をして生きた方が長生きできると思っていた方や、不真面目で怠け者だと自認する方にとっては、不都合な結論かもしれない。それを受け入れるかどうかはともかく、これは千五百人規模のサンプルを対象に、八十年という長期にわたって、膨大なデータを収集した研究が出した一つの結論なのである。それ以上でもそれ以下でもない。

特別長生きを望まないにしろ、努力して生きることが報われてほしいと思っていた方にとっては、一つの救いとなる結論ではないだろうか。

勤勉さや誠実さ以外にも、ターマンのデータは、寿命を左右する性格傾向をいくつか抽出している。どういう性格が長生きに有利で、どういう性格が寿命を縮めやすいかをみていこう。

社交の功罪

ターマンの研究が明らかにした、もう一つの意外な事実は、社交的な特性が必ずしも長寿とは結びつかないということだ。これは社交的な人が短命であるということではなく、社交的な人が長寿な場合も、短命な場合もあり、その影響はいずれとも言えないという意味である。

社交的であることには、人とのつながりを維持することから受けるメリットと同時に、人との交際から生じるデメリットもあり、全体で平均すると、長短二分するということだ。

ターマンの研究で、もっとも長寿な人たちは、必ずしも社交的な人ばかりではなかった。社交的かどうかよりも重要だったのは、慎重さや自己コントロール、計画的かつ持続的に努力する傾向であり、社交的な人もいれば、そうでない人もいた。

孤独な科学者と社交的なビジネスマン、どちらが長生き?

ターマン研究の対象となったのは優秀な子どもたちだったので、その後、社会的に成功した人も多かった。職業によって彼らのタイプを分けたとき、大きく二つのタイプに分かれることにターマンは気づいた。それは、科学者タイプとビジネスマン・タイプである。

両者は能力においても、社会的な行動においても、極めて対照的な特性を示した。科学者タイプの人は、ビジネスマン・タイプの人より非社交的で、子どもの頃から恥ずかしがりやで人見知りが強く、集団行動にもあまり積極的でなかった。大人になってからも、社会的な活動には関心がなく、一人で行動することを好んだ。

一体、どちらが長生きしただろうか。結論から言えば、科学者タイプの人が、ビジネスマン・タイプの人よりも長生きしたのである。科学者と非科学者で比べると、前者は四分の三の人が七十歳を超える年齢まで生きたが、後者は三分の二の人しか、七十歳まで生きられなかった。

また、社交性や社会的活動への積極性は、寿命には関係なかった。なぜだろうか。

社交性や社会的活動が、健康にとってプラスになる面をもつことは疑いない。社交を避け、引きこもって暮すことが、心身の傾向に悪影響を及ぼすことは、多くの事実から知られている。

退職してストレスから自由になり、悠々自適の暮しを楽しめるはずが、退職して家に引きこもりがちとなると、毎日テレビやゲームしか暇つぶしがなく、数年のうちに健康を失い、亡くなってしまうというケースも多い。社会とつながり、その中で存在意義を味わうことが、健康に寄与する部分は少なくない。活躍していた人ほど、老後や引退後の生活との落差を大きく感じ、急ブレーキがかかったように寿命が絶えてしまうことも少なくない。

実際、活発に人と関わる仕事をしていた人ほど、関わりがなくなってしまうと、生き甲斐や張り合いを失ったかのように健康を衰えさせてしまいがちだ。教師の退職後の平均余命は、七年に満たないとも言われる。校長先生では、退職後、三年という厳しい数字もみられる。

社会的に活動することは、気力を高め、その人を輝かせる一方で、その役割を失ったとき、逆に作用することも忘れてはならない。

また、社会的活動自体がストレスを増やす面も無視できない。実際、社交的で社会的活動が活発な人では、喫煙量や飲酒量が多く、ストレスを紛らわす行動が増えやすい傾向が認められる。そうしたマイナス面が、社交や社会的活動から得られるプラスの効果を相殺してしまうと考えられる。

パーティの付き合いより、何でも話せる関係

社交性が長寿とは無関係であるというターマンの出した結論を、他者とのつながりは長寿には無関係であると誤解しないことが重要だ。社交性と他者とのつながりは別物である。社交的で、多くの友人と活発な交遊を楽しんだり、パーティの人気者だったりすることと、本当の意味で親密で安定した絆を育むことは、まったく無関係と言ってもいいほど、別次元のことなのである。

たとえば、哲学者のショーペンハウアーの母親ヨハンナはパーティが大好きで、社交界の華として知られ、ゲーテら文人からも愛されたが、わが息子の子育てや夫の世話はお手伝いさん任せで、愛情に欠け、その結果、夫は自殺し、息子とも断絶することとなった。愛人をもつことはあっても、わが子や夫と安定した愛情の絆を結ぶことはできなかったのだ。

社交性と安定した愛着とは、まったく異なる特性なのである。もちろん愛着が安定し、

かつ社交的な人もいる。一方、愛着が安定していても、非社交的な人もいる。社交性は長寿に無関係だとしても、愛着の安定性は寿命や幸福に影響する。

愛着の安定性がすぐわかる指標は、一つには親との関係が安定しているかどうかということである。親と疎遠だったりケンカばかりしている場合はもちろんのこと、親に対して過度に気を遣ったり、サービスしようとする場合も、要注意だ。実は親に心理的に支配され、安定していない愛着を、〝良い子〟として振る舞うことで、誤魔化そうとしているということが多い。

もう一つの指標は、何でも話せる存在、相談できる存在が身近にいるかどうかということだ。そういう人が、最低一人、できれば何人かいることが望ましいのだが、愛着が不安定な人では、気ばかり遣っているけれど、肝心なことは話せないということが多い。何でも話せる存在を「安全基地」という。安全基地をもつことは、気持ちの安定だけでなく、心身の健康や長寿にもつながるのである。

陽気さ、明るさにひそむ落とし穴

ターマンの研究が明らかにした、もう一つの意外な結果は、陽気さや楽天的な傾向が、長寿に必ずしもつながるわけではないということだ。もっとも長寿を享受した人たちは、それほど陽気でも、快活でもない人たちだった。むしろ、結果的にみると、ことに子ども時代の陽気な傾向は、短命のリスク因子となっていた。

保護者から、陽気で明るく、楽天的と判定された子どもが、真面目で落ち着いていると判定された子どもよりも長生きするわけではなかったのだ。面白いことばかりを言って、周囲を楽しませ、一緒にいると愉快な存在は、むしろ短い寿命しか保つことができなかった。

こうした一群のタイプの子どもは、エネルギッシュで社交的で、ウィットに富み、冗談を操り、何でも面白がり、楽しいことを追い求める傾向があった。特別に神経質というわけではなかったが、人の顔色に敏感で、承認欲求が強い傾向がみられた。また、いくぶん自己中心的で、自分がリーダーになって思い通りに仕切ろうとする傾向もみられた。

ターマンのサンプルでは、早口でよくしゃべり、人気者の子どもは、将来、営業マンや弁護士として成功する傾向がみられた。こうしたひょうきんで愉快な存在は、長生きする条件を備えているると思われるかもしれないが、ターマンの研究の結論では、否であった。彼らは平均よりも短い寿命しか享受できなかったのだ。

こうしたことは、コメディアンやエンターテイナーが、もっとも長生きするわけではないことを考えれば、納得できるだろう。周囲を楽しませずにはいられないサービス精神は、一つの優れた特性であると同時に、その人の抱えている困難や犠牲の代償でもあるということだ。こうしたタイプの人は、往々にして過酷な環境で育ち、周囲を楽しませることでしか、自分の存在を認めてもらえなかったということが多い。基本的な安心感の乏しさを、周囲にサービスし、その存在価値を認めてもらうことで補ってきたのだ。そうした過酷な生い立ちをもち、人一倍周囲に気を遣って暮らしてきた人が、平均よりも長生きできないとしても、何ら不思議はない。

このタイプの人たちは、大人になったとき、しばしば健康を害するような生活を送りがちだ。人に対する余分な気遣いからくるストレスを、アルコールやその他の嗜癖的な行動で紛らわさねばならない。実際、コメディアンを対象に、その寿命を調べた研究によれば、彼らの寿命は平均より短いものであった。

「明るい子」がなぜ早死にするのか

しかし、陽気で明るい子どもたちが、なぜ早死にするのか。その理由を知るためには、彼らの死亡原因について知ることが役に立つだろう。実際、ターマンは、陽気なタイプの人たちの死亡原因を調べ、それが他のタイプの人たちと大きく異なることを突き止めた。彼らに、ガンや脳卒中や心臓病がとりわけ多いわけではなかった。むしろ死亡原因の割合としては、それらは平均よりも少なくなっていた。ところが、彼らの寿命をもっと縮めてしまうある原因によって、彼らは早く亡くなっていたのだ。すなわち自殺や事故や、ときには殺人の犠牲者となるリスクが、他のグループよりも高かったのだ。

陽気なタイプの人は、軽はずみであったり、衝動的であったり、気分に流されやすい傾向も抱えていた。危険に対して無頓着になり、あまりにも無防備に振る舞いがちだったのだ。

ただ、誤解のないように言えば、このタイプの人が、とりわけ社会に不適応を起こすわけではなかった。社会には、それなりに適応しているのだが、そうすることが歪《ひず》みを生み、彼らを危険な衝動や寿命を縮める行動へと駆り立ててしまうようだった。

実際、このタイプの子どもたちは、大人になると、アルコールをより多く飲み、タバコをより多く吸うという結果がみられている。また、このタイプの子どもたちは、長じると、より危険を伴う趣味や活動に熱中しやすい。読書や音楽鑑賞よりも、たとえばモータースポーツやマリンスポーツ、ダイビングのような、よりスリリングで、命知らずな活動を好みやすいのだ。

明るく元気に、というのも、度が過ぎると、寿命を縮める結果になるということだ。

陽気さと前向きさは異なる特性

しかし、ターマンの研究を継承したフリードマンらの研究は、少なからず混乱を起こしている。フリードマンらは自分たちの研究結果から、楽観的でポジティブな生き方が、一般に考えられているように、長寿や健康に必ずしもつながるわけではないという結論を導き出そうとしている。これは、かなり乱暴な議論と言わざるを得ない。なぜそうした短絡的な結論になったのかと言えば、楽観的でポジティブという特性と、陽気で快活という特性を同一視したことから、致命的な混乱が生じてしまったためなのだ。

この両者は、今日の精神医学的、心理学的理解からすれば、似て非なるものなのである。

このことは、たとえば、うつと思われていたものの半分程度が、実は躁うつだったということが近年知られるようになったこととも関連しているだろう。かつての理解では、元気、陽気、ポジティブといった陽性の特性と、不活発、陰気、ネガティブといった陰性の特性は、対極的なものであり、二律背反《にりつはいはん》のものとみなされていた。

だが、今日の理解では、同じ人に、両方の特性が存在することは、何ら珍しくもないことなのである。

逆に言えば、陽気で快活だからといって、楽観的でポジティブとは限らない。冗談ばかり言って、一緒にいて笑いが止まらないような人が、翌朝、死んだ方がましだと絶望的な気分になっていたりすることも起こり得る。

それほど陽気ではなく、冗談ばかり言うわけでもないが、とても前向きでポジティブで、将来を信じて、計画的に努力しているという人も多い。

残念ながら、ターマン－フリードマンの研究は、そこを捉え損なってしまったために、その点で無意味な結論を導き出してしまった可能性がある。

陽気さの背後にある気分の波

最新の精神医学的、心理学的理解から、ターマンのサンプルにみられた傾向を捉え直すとどうなるか。

子どもの頃、とても陽気で快活で、周囲を楽しませるという特性は、次の傾向を示していると考えられる。

一つは、双極性（バイポラリティ）である。双極性とは気分が変動する傾向をいい、落ち込みとして表れることもあるが、むしろ若年期にはテンションが高く、気分が高揚し、エネルギッシュな傾向として表れやすい。よく観察すると、そうした平生のテンションの高い時期の合間に、元気のない時期が挟《はさ》まる。通常は、ごく短期間なので、あまり気にも留めない。周囲からは陽気で快活な人とみられる。特に、四六時中一緒に暮すわけではない家族以外の人には気づかれにくい。家族であっても、そうした暗い一面はみせようとしないことが多く、元気に振る舞おうとするので、周囲はまったく気づいていないことも珍しくない。

ある意味、このタイプの人は、相手が母親であっても素の自分をみせられず、良い子や元気で明るい自分を演じてしまうところがある。

ターマンの研究に記録されたケースでも、保護者たちはわが子のことを、とても明るく陽気で、冗談ばかり言って周囲を楽しませると語っているわけだが、子どもたちに対する理解は、表面的なものにとどまっている可能性がある。むしろ、こうしたタイプの子どもに数多く接してきた経験から言えば、保護者たちの理解は一面的なものに思える。

近年の研究によれば、子どもの双極性の傾向は、少なからず環境要因が関係し、たとえば母親との関係が不安定な子どもには、双極性の傾向がみられやすいとされる。

双極性の傾向が自殺のリスクと結びつきやすいことは、よく知られた事実である。また、気分が高揚した状態では、無理をして過度に頑張ったり、危険に対して無頓着になったりしやすい。過労や事故のリスクと結びつくことも納得できる。双極性は過度の社交性と結びつきやすく、また一時的には頑張るものの、努力が継続しにくいため、勤勉性を損なう要因ともなる。その点でも、デメリットを生じやすいのだろう。

つまり、ターマンの研究が示している結果は、子ども時代からみられる双極性の傾向が、長寿にとってリスクになるということである。

新し物好きは命を縮める？

もう一つは、新奇性探求との関係である。新奇性探求は、新しい刺激を追い求めようとする傾向で、活動的で飽きっぽく、慎重さに欠け、危険に無頓着な傾向を伴いやすい。新奇性探求は遺伝的な要因が強い、生まれもった特性だと考えられている。

新奇性探求の傾向をもつ人は冒険を好み、安定よりもリスクを求めようとするため、動乱の時代には新天地を切り開く原動力ともなるが、安定した時代には冒険心をもて余して、命知らずの活動に没頭したり、わざわざ安定した暮しを捨てて、明日をも知れぬ生活にさまよってしまったりしがちだ。薬物依存やギャンブル依存にもなりやすい。遊牧民では、こうした特性と関連した遺伝子をもつ人の割合が高く、そのタイプの遺伝子をもつ人は、定住生活に不適応を起こしやすいとされる。

このタイプの人では、愛着が不安定になりやすく、対人関係が移ろいやすい。

また子ども時代には、多動で活動的で、衝動的な傾向を示しやすい。天真爛漫《てんしんらんまん》で気分の赴くままに行動する、刹那的な傾向とも同居しやすい。こうした特性は、周囲からは陽気で快活という印象として受け止められることも少なくない。

実際、ターマンの研究で、もっとも長寿のタイプとされたのは、慎重でリスクを避け、安定や現状維持を好む人たちであり、そうした傾向は危険回避と呼ばれる特性で、衝動的で落ち着きや慎重さに欠ける新奇性探求とは、真逆な特性でもある。

つまり、ターマンの研究が示した結論は、新奇性探求の傾向が長寿にとっては不利であり、危険回避の特性の方が好ましいということを示していると解釈できる。新奇性探求の傾向は、危険な博打よりも地道な努力を第一とする勤勉性の傾向とも相反しやすい。その点でも、新奇性探求が強過ぎることは、長寿にはマイナス要因となるのだろう。

人当たりの良い人は長生きする?

「明るさ」と誤解されやすい、もう一つの特性は、相手に気に入られようと機嫌をとる傾向である。こうした傾向は、表面的には感じの良さとか、人当たりの良さといったものとも結びついている。多くの人は、こうしたタイプの人や子どもに接すると、「素直な子」「親切ないい人」だと感じることだろう。人を喜ばせる、感じのいい性格は、寿命にとってプラスだろうか。答えは、「そうとも言えない」である。

こうした傾向が強い人では、相手の顔色に敏感で、自分の気持ちを抑えてしまいやすい。相手に合わせ過ぎてしまうのだ。

周囲を喜ばせようとサービスし、愛想よく振る舞おうとする傾向や相手に合わせ過ぎる傾向は、五因子理論では「協調性」と呼ばれる因子と関係が深いが、それは表面的な理解だと言える。その病理にまで踏み込むと、パーソナリティ分析で「依存性」と呼ばれる傾向と結びついていることが多い。

パーソナリティにおける「依存性」とは、何かにはまりやすいという意味ではなく、他人に必要以上に従属してしまい、対等な関係がもてないことをいう。顔色をうかがい、相手に合わせ過ぎる。周囲からは、とても感じが良く、従順で素直で、親切な人とみられる。だが、実際は、大きな犠牲を払って、この感じの良さを保っている。その犠牲とは、自分を殺すということだ。

依存性パーソナリティの人は、いつもいい顔ばかりしてしまい、素の顔をみせられない。こうした傾向の持ち主は、相手が親であろうと、気に入られようと気を遣い、親が喜ぶように振る舞ってしまうのだ。その背景には、ありのままの自分では受けいれてもらえないという不安があり、見捨てられまいとする意識的、無意識的な努力が習癖《しゅうへき》となっている。

そうした習癖が生まれたのは、親から十分に安心感や関心をもらえなかったということによる場合が多い。依存性は、心理的に支配されて育った、いわゆるアダルト・チルドレンにしばしばみられる特性でもある。

このタイプの人は、基本的安心感に乏しい不安型の愛着スタイルを抱えていて、過剰に周囲に認めてもらおうと頑張る。自分を犠牲にしてでも尽くそうとする。そのため無理がかかりやすく、当然、ストレスを抱え込む要因ともなる。

明るく陽気で、冗談好きな子どもの中には、愛情・関心不足から生じる淋しさを、周囲の人気者になることで補おうとするタイプも含まれていると考えられる。こうした子どもたちが将来ストレスを溜め込みやすく、寿命にも悪影響が生じやすいとしても、何ら不思議はないだろう。

「明るい子」が早死にするというターマンの結論は、愛情・関心不足から生じた不安型の愛着スタイルが、寿命にとってマイナス要因であることに部分的に起因しているかもしれない。

不安型を含む不安定な愛着スタイルが平均余命に悪影響を及ぼすことは、別の研究から知られていることであり、その点、齟齬《そご》がないと言えるだろう。

チャップリンとその父親の場合

喜劇王チャールズ・チャップリンの父親もまた、チャールズ・チャップリンという名の寄席芸人だった。容貌は息子以上の二枚目で、声も素敵なバリトンで、芸人としての才能にも恵まれていた。寄席芸人として成功し、かなりの稼ぎがあったが、その大部分を飲み代に費やしてしまっていた。

チャップリンの母親となるハンナ・ヒルと、父親のチャールズが付き合い始めたのは、ハンナが十六歳で、ある芝居の主役を務めていたときだった。だがハンナは、十八歳のとき、中年貴族と恋に落ち、二人はアフリカに駆け落ちしてしまう。男と別れて、アフリカから戻ってきたとき、ハンナは小さな息子を連れていたが、チャールズはすぐにハンナと縒《よ》りを戻した。そして、できたのが、後の喜劇王である。

結婚する前から酒癖の悪かったチャールズとハンナの結婚は、最初からうまくいくはずもなかった。それを見越したように、ハンナもすぐに舞台に復帰し、女優として働いた。生活力があったことが、離婚を一層早めることとなった。息子のチャールズが一歳になったばかりというとき、両親は別れてしまう。離婚の慰謝料も養育費もなしで、だった。

飲んだくれの夫の助けなど借りなくても、二人の子どもくらい育てられるとハンナは思っていたのだ。その頃、年齢よりずっと若く見えたハンナは、小間使い役として人気を博していて、お手伝いさんを雇えるくらいのギャラをとっていた。

そんなハンナの目算《もくさん》が狂ったのは、喉を痛めて、声が出なくなってしまうという不幸に見舞われたためだった。ハンナは、元夫に養育費を出してくれるように泣きつかねばならなかった。しかし、元夫もその頃にはアルコール依存症で健康を損ない、満足な仕事もできなくなっており、ろくに助けにもなってもらえなかった。結局父親のチャールズ・チャップリンは、息子チャールズが七歳のときに、三十七歳の若さで亡くなってしまう。

ハンナは、慣れないお針子をして安い賃金を稼がねばならず、そんな苦労と無理が、やがて彼女の精神までも蝕《むしば》むこととなった。チャップリンが十二歳のとき、母親のハンナは正気を失い、精神病院に入ることとなったが、その後も入退院を繰り返し、ついに完全に回復することはなかった。

不安定な境遇で育ち、私生活の面では色恋沙汰とスキャンダルに塗《まみ》れ、父親以上に落ち着かない前半生を過ごしたチャップリンは、人の情けにすがって生きていく中で、人にサービスし、人を喜ばせる才能を身に付けていた。

しかし、その不安定な出自ゆえに、父親と同様、酒に溺れ、早死にしていても何ら不思議はなかった。彼はなぜ九十歳を超える年齢まで長生きすることができたのか。それについては、後で再び触れたいと思うが、ここで一つだけ述べておくと、チャップリンは仕事に対して極めて勤勉だったということだ。

下積みの時代から、彼は短期間で次々と映画を仕上げるという技術を体得しており、休みなく作品を生み出し続けた。彼は常に映画のことを考え、その点に関しては決して努力を怠ることはなかった。

しかし、全体的にみれば、チャップリンはむしろ例外であり、その父親の方が世上《せじょう》によくあることなのだ。不安定な環境に育ちながら、勤勉さを体得できたということこそが、チャップリンの偉大さであり、一つの奇跡なのかもしれない。

肯定的な考え方は長寿にプラス

子ども時代の陽気さや明るさは、長寿にとって、どちらかというとマイナスに働くという結果が示されたのだが、大人になってからの気分や感情については、異なる結果が示されている。

ノートルダム修道院の修道女を対象にした有名な長期研究がある。七百人もの修道女を、何十年にもわたって追跡調査した研究だ。ターマンの研究と同様に、膨大なデータが蓄積され、そのデータをもとにさまざまな研究が行われてきた。

その成果の一つは、修道女たちが成人して間もない頃（平均年齢二十二歳）に書いた手書きの自分史を分析し、そこに語られた感情がどれくらいポジティブなものかを評価し、それから五十年以上たってから、彼女たちがどれだけ健康で長生きしたかを比べた研究である。

その結果わかったことは、若い頃に書いた自分史の中で、感謝や希望といった前向きな気持ちを多く語っている人ほど死亡率が低く、長生きをしているということだった。逆に、悲しみや恐れといったネガティブな感情を多く綴っている人は、短命な傾向がみられた。

この結果をより正確に解釈すると、彼女たちがどれだけ陽気で楽天的だったかというよりも、彼女たちが自分の人生をどれだけ肯定的にみていたかが、その後の健康や寿命を左右したと解することができるだろう。

人前で明るく陽気に振る舞っても、自分の半生を振り返ったとき、暗い気分になって否定的な言葉を語る人もいる。自分の半生を明るい気持ちで肯定的に振り返る人は、肯定的な自己観のみならず、肯定的な人生観、他者観をもっているものである。それは、単なる気分ではなく、考え方や物事の受け止め方の根幹に関わっていて、気分が陽気かどうかよりも、その人のもっと本質的な特性を語っているに違いない。

つまり、気分や感情が陽気で楽天的であるというのと、思考や考え方が前向きであるというのは、区別すべきものだということだ。

幸福は成功に先行する

人はとかく、成功して豊かな暮しや名声、すばらしい伴侶を手に入れることが、幸福な人生をもたらすと思いがちだ。しかし、近年の研究は、むしろ幸福であることが、成功を引き寄せるという構図を明らかにしている。幸福だから成功するのである。

このことは逆に言えば、不幸のワナに堕ちてしまうと、不幸がさらに失敗と失望の人生を引き寄せ、それがさらに不幸を生んでいくという悪循環を生じ、そこから逃れるのが容易ではないことを示している。

その悪循環の始まりは、本人には選ぶことのできない子ども時代の境遇だ。

子ども時代に不遇な環境を味わった人では、ストレスに対して過敏で、過剰反応してしまいやすく、それが不安障害やうつ病などのリスクを高めると考えられる。

また、中年期に後進を育てることに関心が乏しい傾向がみられる。そういう人は、晩年孤独で不健康になりやすい。

だが、不遇な環境で育ちながらも、幸福な人生を手に入れる人もいる。それゆえ不遇な環境で育ちながら、安定した後半生を手に入れることのできた人の人生は、考究に価するのである。

攻撃的な人は自分の命を縮める

短気でイライラしやすく、負けん気が強くて攻撃的な性格は、タイプAと呼ばれ、心臓疾患にかかりやすいことで注目されてきた。アメリカの医師フリードマン（長寿学者のフリードマンとは別人）は循環器の専門家だったが、外来の椅子が独特の傷み方をすることに気づいた。椅子の前の方ばかりが恐ろしく早く擦り減ってしまうのだ。どうしてかと不思議に思い、フリードマンが待合室の患者の様子をうかがっていると、患者たちはせっかちで、椅子に浅く腰掛けて、立ったり座ったりを繰り返していたのだ。そのことからフリードマンは、彼らの短気で、ゆったりできない気質が心臓病と関係があるのではないかと本格的に調べ始めた。そうして見出されたのが、タイプAである。

その後の研究で、攻撃性の強さや競争心、敵意といったものが、心臓だけでなく他の病気のリスクも高めることがわかってきた。実際に死亡率を高めるのだ。フランスで行われた約十三年に及ぶコホート研究でも、神経過敏でイライラしたり攻撃的になりやすい傾向は、死亡率を高める要因となっていた。

肺ガンの発症年齢を調査した研究でも、攻撃性や敵意が強く、ことに言葉の暴力が激しい人は、早く肺ガンになりやすいという結果が示されている。

敵意や攻撃性は、得になるどころか、自分の命を縮めてしまうだけなのである。こうしたタイプの人は、自分の身体的なストレスにも気づきにくく、体の方に先にガタがくることも多い。

ガンになりやすい性格、なりにくい性格

タイプAと並んで、ガンにかかりやすい性格として提唱されているのが、タイプCである。タイプCは、自分よりも相手を優先し、相手に合わせ過ぎたり、献身し過ぎたりする人に典型的なもので、自己抑制が強過ぎることがストレスを増やし、免疫にも悪影響を及ぼすのではないかと考えられている。

ただし、すべてのガンについて関係が証明されているわけではない。ガン全体で言うと、ガンにかかりやすい特定の性格というものの存在は裏付けられていない。しかし、個々のガンについてみると、関係がほぼ証明されているものもある。その一つは、乳ガンで、自分よりも子どもや夫に献身し過ぎる人に多いという研究結果が報告されている(Eskelinen & Ollonen, 2011)。

しかし、大腸ガンの発症について日本で行われた研究によると、感情を抑える傾向や愛他的献身は、特に大腸ガンにかかりやすいリスクとは認められなかった。ただし、逆に自己中心的な人では、大腸ガンになりにくいという結果が示されており、これは解釈しようによっては、やはり自己犠牲的な人は余分なストレスにさらされ、少なくともいい影響がないと言えるだろう。

肺ガンについては、先に述べたように、攻撃性や敵意、不安や神経質な傾向が、発症年齢を早める傾向がみられた。

ガンになりにくい性格として興味深いのは、ヒステリー性格と呼ばれるタイプだ。ヒステリー性格は演技性パーソナリティとも呼ばれ、小さなことでも大騒ぎし、激しくアピールするのが特徴だ。都合が悪いときには、すぐに具合が悪くなり、少しでもショックなことがあると気絶したり、過呼吸になったり、手足が動かなくなったりする。

こうした性格傾向の人は、ガンになりにくいということが言われていて、日本で行われた先ほどの大腸ガンに関する調査でも、発症が抑制される傾向を認めている。

わずかなストレスでもみんなを巻き込んで大騒ぎすることは、ストレスから身を守る効果があるのかもしれない。

“病は気から”は本当?

愛着が不安定な人では、情緒が不安定で愛情を過剰に求めるという形で表れるか、情緒的なものを回避するという形で表れる。前者が不安型の愛着スタイルであり、後者が回避型と呼ばれる愛着スタイルだ。いずれの愛着スタイルも、安定型の愛着スタイルに比してストレスを受けやすく、心身の病気になりやすいことが知られている。

不安型の愛着スタイルの人では、心配性になりやすく、心身の不調にも過敏になりやすい。ターマンの研究でも、成人早期の段階で心配性の傾向がみられた人では、中高年になってから健康状態が優れず、不幸だと感じやすいことが示された。特に女性では平均余命自体が短くなる傾向がみられた。“病は気から”と言うが、実際、心配し過ぎることは心配を現実にしてしまい、寿命を縮めてしまいかねないのである。

ただし、心配性はデメリットばかりではない。七十歳以上の老人を対象にした他の研究(A. E. Korten et al., 1999)によると、神経質な傾向をもつ人の方が、その後の四年間で死亡率が低かったという。別の研究でも、同様の結果が示され、神経質で健康状態に過剰なほどに注意をすることは、健康を守る効果もあると考えられている。病は気ばかりではなく、生活習慣や不摂生などの予防可能な要因からも起きるのである。

神経質な男はしぶとく生きる

先に述べたように、気分が変わりやすかったり、不機嫌になったりしやすい情緒不安定な傾向は、健康にも寿命にもマイナスの影響がある。気難しいという点で似ているのが、心配性や神経質という性質だ。

心配性や神経質も、その人の幸福を損ないがちだが、健康や寿命に対する影響となると、あながち悪いとばかりは言えない。その影響は、男か女かによっても違ってくる。女性の場合は、先述のようにどちらかというとマイナスの影響が出やすい。心配し過ぎることは気分を押し下げるだけでなく、健康や寿命にもよくない方向に働きやすい。

だが男性では、事情が異なる。心配性の男は、むしろ長生きしやすいのだ。ことに男性で勤勉で誠実なタイプの場合には、心配性で神経質なことは寿命を延ばす。幸福度は落ちるにしろ、しぶとく生き続ける。特に、男性が妻に先立たれた場合には、神経質な傾向が強い方が、生き残れるのだ。

神経質は、自己愛が不安という形で表れたものだ。病気になるかもしれないと不安になり用心するのも、自分を大切にしたいという生への執着があるゆえだ。孤独な老人となったとき、生への執着は、長生きするうえで必要な条件なのだろう。

後に触れるが、配偶者に先立たれたとき、男と女でその影響は正反対なほど異なる。男性の方が強い影響を受け、実際、寿命を縮めてしまうのだ。妻に先立たれた男性の平均余命は、大幅に縮む。妻に対する愛着が強いほど、喪失感とダメージは大きなものとなる。ところが、女性の方はさほど影響がなく、夫が先に亡くなった方が寿命が延びる場合もある。

女性は独り身になっても元気に暮していけるのだが、男性は体のことにばかり気をもんで、そのことに気を奪われることで、何とか孤独のつらさを忘れるしかないのだろう。女性の方がたくましいと言うべきか、男性の方を憐れと言うべきか。

男性的であることは命を縮める

性別とジェンダーは別である。男性でも女性的な人もいれば、女性でも男性的な人もいる。男性脳、女性脳といった違いが知られるようになり、脳の機能的なレベルでの違いが存在することもわかってきた。

男性脳は、ゴールに向かって競争することを好み、合理的に理屈や計算で考え、感情には無頓着で、自分の気持ちを言葉にするのも苦手だ。行動的で能動的で、すぐ戦闘モードに入り、戦いで白黒をつけようとする。視覚空間的な認知に優れ、車種を見分けたり、地図を読むのも得意である。ダイビングやバイクといった危険な楽しみを好む。

一方、女性脳は、理屈よりも感情で考え、相手の気持ちを汲みとったり、自分の気持ちを表現したりするのが得意である。立体図形や地図は苦手だけれど、詩的なものやおしゃべりが好きで、競争や闘いよりも平和的な遊びを好む。

性別に関係なく、男性的と判定された人の方がより稼ぎが良く、飲酒量も多い傾向がみられる。

どちらが長生きするかは、お察しの通りだ。男性的な男性だけでなく、男性的な女性も、死亡リスクが上がり、短命になる傾向がみられるのだ。一方、女性的な女性だけでなく、女性的な男性は、長生きする傾向が認められる。生物学的な性別に関係なく、男性的であることは、死の危険を増やすのである。

屋外での活動やスポーツを好む女性と、庭いじりや読書や手芸を好む女性を比べた場合、意外にも、家の中でおとなしく過ごすのを好む女性の方が、平均寿命が長いのである。

生物学的な性別以上に、女性的であるか男性的であるかということが、寿命を左右していたのだ。そのことは、女性的な男性と男性的な女性の寿命が、ほぼ同じだったことにも示されていた。女性の方が男性よりも寿命が長いのは、生物学的に決定されているというよりも、女性は女性的なことが多く、男性は男性的なことが多いためではないかと、フリードマンは考察している。

男性的な人の死亡率が上がりやすい要因として、一つは活動的で危険な行動をする機会が多いということと、もう一つは男性的な人は、人と距離をとりがちなため、困難にぶつかったときに相談したりおしゃべりをして解消するよりも、アルコールやスリリングな活動で解消しようとする傾向があるためと考えられる。逆に女性的な特性の持ち主では、コミュニケーションや人とのつながりを楽しむことができ、そのことが彼らの心の健康を守ることにもつながるのだろう。

左利きは生きづらい？

寿命への影響として意外に大きいのが、利き腕である。ある推計によると、左利きの人は右利きの人に比べて、九年も平均寿命が短いという。

左利きの人は、事故などに遭いやすいということが言われてきた。一つには社会の仕組みが右利き用に作られているので、左利きの人には何かと不利が生じやすいということが一因と考えられる。それだけでなく、左利きの人は、脳に発達上の偏りを伴っていることが多いと言われる。

通常、定型的な発達を遂げた場合、言語中枢が左脳に発達するとともに、左脳が主導権をもつようになり、優位半球として確立される。ところが、何らかの要因で左脳が優位な機能を担えない場合、言語中枢が右脳と左脳にまたがるとともに、右脳が優位となり、その結果として左利きとなる。つまり、左利きや両利きの人は、発達過程で何らかの支障が推測される。

そうした発達上の特性が、社会適応や心身の健康に影響しているとも考えられる。

右脳が優位半球となっているので、右脳的な特性が強くなる。直観的な能力や非言語的な能力では強みを発揮する。インスピレーション豊かな人や芸術肌の人が多いのもそのためだろう。一方、言語中枢が両側半球にまたがることは、伝達の効率から言っても悪いので、理解力や論理的な能力、他者との疎通性には難点を生じやすい。手先は器用だが、コミュニケーションが苦手な傾向がみられ、友達が少ないと指摘されている。理性によるコントロールが弱いためだろうか、感情的で短気な傾向があるとも言われる。

芸能人やスポーツ選手にも左利きは多い。野球選手の金田正一、石井一久、松坂大輔、テニス選手のクルム伊達公子、ボクサーの辰吉丈一郎、他にも石原慎太郎、織田裕二、ジミ・ヘンドリクス、アンジェリーナ・ジョリーなど無数に挙げることができる。

第四章 命を縮める破局的思考

破局的思考とは何か

破局的思考とは、些細な悪い兆候や悪い出来事に対して過剰反応し、すべてがおしまいであるかのように極論してしまう思考である。悪い部分はほんの一部であっても、すべてが悪いように結論づけ、全否定する。

急いでいるときに、椅子に足をぶつけてしまった。破局的思考の人は、そんな些細なことでも、自分には悪いことばかりが起きる、もう死んだ方がましだと思ってしまう。子どもが言いつけを守らずに宿題をしていなかったりすると、「そんな子はいない方がいい」「子どもなんか産まなければよかった」と叫んでしまう。

破局的思考には、二つの要素がある。一つは否定的な認知であり、もう一つは全か無かの二分法的認知である。破局的思考は、否定的な二分法的認知だと言える。

うつになって自殺するとき、人は破局的思考に陥っている。自分にはもう何も希望がないと感じ、死ぬことが唯一救いに思えるのだ。しかし実際には、そんなことはない。良い点もたくさんあるのだ。だが、悪いところしかみえなくなってしまっている。

自殺にまで至らなくても、その手前の段階の破局的思考はかなり身近なものだ。少なからぬ人が、破局的思考に日常的に陥っている。破局的思考に陥ると人は顔つきが変わり、普段は明るい人でも別人のように険しい顔つきになり、「もう何もかも嫌だ」という気分になって不機嫌になったり、イライラしたり、金切声を上げたり、怒鳴ったりしてしまう。

攻撃性が抑えられなくなっているとき、人は破局的思考に陥っていることが多い。どうにでもなれという投げやりな考えや行動は、破局的思考の結果である。

破局的思考は寿命を縮める

自殺しないまでも、破局的思考は寿命を縮めることがわかっている。破局的思考に陥りやすい人は、早く亡くなる傾向があるのだ。ことにこの傾向は、男性に顕著である。破局的思考の人は、暴力や自殺といった亡くなり方をするケースが特に多く、また他の原因による死亡率も高まる傾向にある。

何らかの病気にかかっていたり、大きなストレスがあると、破局的思考に陥りやすいと考えられる。そうなると、破局的思考ではなく、病気やストレスが寿命を縮めているだけで、破局的思考と寿命との関係は見かけ上のものに過ぎないという反論もあるだろう。

そこで、フリードマンたちは、面接を行ってから五年以内に亡くなったケースを除外し、それ以外のケースで比較を行ってみた。ところが、やはり結果は同じだった。面接時に破局的思考がみられた人では、五年後以降の死亡率も高まっていたのである。

破局的思考は、寿命を縮める方向に持続的な影響を及ぼしており、しかも、それはある時点の病気やストレスの影響とは無関係に認められたのである。

破局的思考に陥りやすい人の特徴

人によって、破局的思考に陥りやすい人と、滅多に陥らない人がいる。破局的思考に陥りやすい人にはいくつか特徴がある。

その一つは、「ねばならない」の思考にとらわれていることだ。自分の中に、かくあるべきという理想の状態があって、それでなければ何もかもがダメになってしまうようなとらわれがある。不完全な自分を許せない。この理想へのとらわれは、完璧主義や全か無かの二分法的認知と結びついている。

その背景として、いつも批判がましく、あら探しばかりする親に育てられたという状況によく出会う。親自身が破局的な思考の持ち主で、気分が急に変わって、突然、全否定し始めるという場合とともに、完璧な「良い子」「優等生」でなければ価値を認めようとせず、その結果子どもは、完璧でない自分は無価値でダメな人間だと考えてしまう場合もある。

破局的思考に陥りやすい人のもう一つの特徴は、問題に正面から向き合うことを避け、現実的に有効な対処をとれない傾向である。衝動的で短絡的な反応をする傾向もみられる。もうダメだと思うと、問題に向き合い、被害を最小限に食い止めようとするのではなく、何もかも投げ出してしまおうとする。現状を客観的に受け止めて、必要な対策を考え、粘り強く妥協点を探っていくよりも、そんな面倒事を忘れられる逃避行動に走ってしまうことが多い。それによって問題解決が遅れ、ますます状況が悪化してしまう。問題処理を先送りすることで事態をこじらせ、自分から破局を作り出してしまう。

実際に、向き合って考えれば、事態はそれほど悪くないということも多く、必要な手立てを講じれば、最悪の状況を免れることもできるのだが、破局的な思考に陥りやすい人は、問題に向き合うことを恐れ、解決のチャンスを逃してしまうのだ。

破局的思考が手ごわいわけ

破局的思考に陥りやすい人は、養育環境や人生航路において、特徴的な体験をしていることが多い。

その一つは、不安定な家庭環境で育っていたり不遇で困難な子ども時代を過ごしていることだ。そうした人では、些細な否定や失敗も、過去の否定的体験と重なって、自分のすべてを否定されたように感じてしまう。

もう一つは、優れた子どもしか愛さない自己愛の強い親に育てられ、常にエリートやトップでいることに自分の価値を見出してきたという場合だ。その場合、完璧な自分でなくなることは、自分が自分でなくなることであり、生きる意味さえ見失ってしまう。

子どもの頃から彼らに欠けていたのは、無条件の安定した愛情だったのだ。それを手に入れようとして、完璧な自分にこだわってきたのである。言い換えれば、安定した愛着を育まれないまま大人になり、今もひきずり続けているがゆえに、完璧かゼロかの思考になりやすいのである。

実際、破局的思考とは、不安定な愛着に伴いやすい思考なのである。破局的思考が厄介なのは、まさにその点に由来している。破局的思考が厄介というよりも、その根底にある不安定な愛着が手ごわいのである。破局的思考を改善しようとしたとき、思考パターンだけ修正しようとしてもなかなかうまくいかないことが少なくないのは、そのためだ。

ではどうすれば良いのかという点については、後で扱うことにしよう。

危険を増す因子、減らす因子

破局的思考の人がさらに寿命を縮めてしまう要因としては、一つはストレスであり、もう一つは衝動的で気分に左右されやすい傾向である。破局的思考に陥りやすい人は、ストレスがあまり募らないように、気持ちの余裕をもつ必要がある。また衝動的な気質の持ち主では、特に用心して、できれば破局的思考を治していくことが望まれる。破局的思考は、改善することができるからだ。

一方、勤勉で計画的に努力する人は、破局的思考に陥りにくい。子どもの頃、勤勉だった人では、たとえ大人になって精神疾患を抱えても、自殺に至りにくいという。勤勉な人は、医者の指導を守り、服薬もきちんとして、治療に取り組もうとする。

しかし、勤勉性や誠実な努力に欠けた人では、自分の病気を治すことにも投げやりで、もうダメだと短絡的に結論づけてしまいやすい。

イェール大学で行われた研究では、心臓発作を起こしてから、患者がどれだけ治療に協力的かと、その患者の予後の関係が調べられた。その結果、薬を処方された通りに服用した患者と、四分の三未満しか服用しなかった〝不真面目な〟患者を比べると、不真面目な患者の死亡率は二倍にも跳ね上がったのである。

だが驚くべきことは、〝真面目な〟患者では、処方されていたのが本物の薬であっても、偽薬であっても、いずれも死亡率が低くなっていたのだ。つまり、真面目な性格は、薬の効果以上に死亡率の低下に役立っていたのである。

おそらく薬以外の面でも、医者の指示を忠実に守り、真面目に療養に努めたと思われる。治療の効果や医者の言葉を〝真面目に〟信じたことも、結局、彼らの回復のチャンスを増大させた。真面目さは、楽天的な傾向に勝る効果があったのだ。楽天的で、治療になど真面目に励まなくても治ってしまうと高を括った人は、早く命を落とすことになった。楽天的で、不真面目な人よりも、多少心配性でも、真面目に取り組む人の方が、長生きできたのである。

自殺する人の特徴

自殺学者として名高いシュナイドマンの協力を得て、フリードマンたちは、ターマンのサンプルを分析し、自殺のリスクを高める要因を突き止めようとした。それに先立ってフリードマンは、三十人分の、幼少期から三十歳までのデータをシュナイドマンに渡して、どの人が自殺のリスクが高いかを分析してもらった。もちろん、どの人がどういう最期を遂げ、何歳まで生きたかは知らさずにである。

三十人のうち、十五人は長寿を遂げ、その時点でも存命のケースであった。十人はすでに亡くなっていたが、病死などの自然死を遂げた人である。そして五人だけが、四十代ないし五十代のときに自殺を遂げたケースであった。

シュナイドマンは渡された資料を分析した結果に基づいて、自殺のリスクが高い順にランキングを行った。すると驚いたことに、実際に自殺を遂げた人たちは、シュナイドマンによって上位六位までにランクされた人たちだった。極めて高い精度で、十年以上も後に起きた自殺を予測することができたのだ。

シュナイドマンは、どういう点に着目して、自殺のリスクを分析したのだろうか。

一つのファクターは、彼が「動揺性」と呼んだものだ。そこには興奮や混乱しやすさ、平静さを失いやすい傾向だけでなく、両親との幼い頃の関係や人生の成功・失敗のレベル、精神的な不健康を示す徴候（アルコール依存、うつ、情緒不安定）も含まれる。

もう一つのファクターは「致死性」と呼ばれるもので、死や事故のことを口にしたり考えたり、前兆的な行動や失意といったことに表れる〝死への意図〟である。

さらに突き詰めて言えば、自殺を遂げた五人にみられたもっとも重要な共通点は、何か大事なものが自分の人生には欠けていると感じていたことだ。自分が成し遂げたいと望んだことと実際に成し遂げられたことに、あまりにも大きな隔たりがあると感じていた。それゆえに、生きる価値がないと断じてしまったのだ。自分が努力したことや達成したことがあったとしても、それが自分の理想以下であれば、何も達成できなかったと考えてしまう。ここにも破局的思考が働いている。

「死を語らない」という特徴

シュナイドマンが面接調査を逐一ビデオに記録し、語られた言葉をすべて文字に起こして分析した結果わかったことは、社会的に成功し、高齢まで健康で活躍している人の大きな特徴は、死についてほとんど語らないということだった。語る場合も自分の死についてではなく、周囲の人の死についてであり、それを逃れようのない最期のように否定的に語ることはせず、亡くなった人の仕事や家族について語った。死は決して終わりではなく、仕事や家族という形で、その人は生き続けているという姿勢である。

後の章でも述べるが、長寿を遂げた人、ことに晩年まで元気に活躍して長寿を保った人に共通する特徴は、高齢になっても常に未来に希望をもって、勤勉に努力し続けるという傾向である。どうせ死ぬからと、投げやりに暮したりはしない。その日が安楽に暮せればいいという考えでもない。いくつになろうと、まだ十年、二十年先のことを考え、向上しようとする。

いくつまで生きるつもりだと周りは笑うかもしれない。しかし、笑っている人の方が先に亡くなってしまい、未来を信じて生き続けている人が結局長生きして、もてる可能性を最大限に生かすことになる。

もうこれくらいでいい、後は呑気《のんき》に暮したらいいと思った途端に衰えが始まり、認知機能だけでなく、体力や生命力も急速に失われていく。どうせ死ぬから、頑張ってもしょうがないなどと思い始めた人は、すでに死へのプロセスにはまり込んでいるのだ。

ターマンの子どもたちが七十代に達し、何を一番後悔するかを質問されたとき、彼らの多くがしてしまったことよりも、しなかったことを強く後悔していると語った。しないことで楽をすることよりも、して苦労を背負い込もうと、その方が後悔がないのだ。

臨終が近づいたとき、もっと思い切りよくやっていればよかったと後悔しないためにも、自分の可能性を使い尽くしたと言えるくらい自分なりの目標をもって最期まで進み続けることができたら、それがもっとも幸せな人生なのかもしれない。することがなく暇があり過ぎると、余計なことばかり心配して、結局内容のない人生を送ってしまいかねない。

破局的思考は治せる

破局的思考は、思考の悪い癖であり、幸いなことに治すことができる。

そのための有効な方法として、認知行動療法がある。認知行動療法では、その人の認知（物事の受け止め方）の偏りに伴って生じる自動思考を発見し、修正することを目指す。

自動思考とは自覚なく生じてしまう思考パターンで、思考の悪い癖である。破局的思考は自動思考の典型であり、もっとも有害なものである。

少しでも悪いところがあると、全部がダメだと考えてしまう思考パターンが自動的に生じてしまうのだ。

ただ、頭でわかってもなかなか修正できないのが人間である。修正できないどころか、それが破局的思考だとわかっていても、そのことを下手に指摘されたりすると、余計に意固地になり、「破局的思考で大いに結構。どうせ死ぬのだから、そんなことはどうでもいい。すべて無茶苦茶にしてやる」と、破れかぶれな考えを、さらに強めてしまう場合もある。「それが破局的思考ですよ」と指摘されること自体が、自分を否定されたようで怒りを覚える。こっちの苦しさなど何もわかっていないくせに、気楽なことを言いやがってと思ってしまう。

破局的思考は、不安定な愛着や、さらにその根源にある子どもの頃から受けてきた心の傷と結びついているので、一旦スイッチが入ってしまうと、理屈など通用しないのだ。破局的思考がダメだと言われたら、意地でも破局的思考にしがみつき、とことんまでエスカレートさせていく。

通常の方法で認知（行動）療法を行っても、改善するどころか、治療が厭《いや》になってやめてしまうことも多い。思考パターンだけ治そうとしても、うまくいかないのだ。本当に必要なのは、不安定な愛着という土台の部分を癒すことであり、そうすれば、自ずとそこから生じている極端で破滅的な思考パターンも変わっていくのである。

では、そのためにはどうすればよいかと言えば、その必要条件は、治療を行う人と安定した信頼関係を育み、維持することなのである。そのために大切なのは共感であり、ありのままに受容するということである。認知行動療法は、本人の偏りを発見し、修正するという方法なので、それをそのまま行うと、共感やありのままの受容にはならない。愛着が安定した人ならば、自分の偏りを指摘されてもそれを素直に受け止め、修正につなげていけるが、愛着が不安定な人ほど、自分を否定された、拒否されたと感じ、心の中に抵抗や反発が生まれ、治療自体が続かなくなってしまう。

認知行動療法の治療者でも、難しいケースを扱える人は、共感や受容の部分がしっかりしている。そうでない場合は、愛着の安定した、治しやすいケースしか効果がない。

自分をありのままに受け止められるか

そうした限界を乗り越えようとして生み出され、愛着に課題を抱えた人や心に傷を負った人でも、破局的思考の改善にかなり有効だと筆者が注目しているのが、マインドフルネスという手法を採り入れたカウンセリングである。

マインドフルネスとは、サンスクリット語のsati《サティ》（気づき、悟り）を英語に訳した言葉である。悟りとは、とらわれを脱し自由な境地を得ることである。マインドフルネスは、とらわれから自由になることを目指す心理的アプローチで、その起源は瞑想にある。瞑想などとともに、マインドフルネスは、心と体の両方に治療的な効果があることが医学的にも裏付けられている。

とらわれとは何かと言えば、一つの価値判断である。価値判断とは、その人が縛られている理想の状態と比べることである。理想の状態に縛られた人は、「～でなければならない」という「ねばならない」の思考に陥っている。その基準から外れることが許せないのだ。それゆえ、基準から外れることが、イライラや怒りや落胆や不安を催させる。

心の苦しみから自由になるためには、とらわれから脱する必要があるというのは、仏教をはじめとする東洋思想が行き着いた共通の見地である。ただ、そのことが知識としてわかっていても、何の役にも立たない。実践できなければ、何の意味もない実践知なのである。それは実践する中でしか体得できない。

自分で瞑想をしたり座禅を組むということも役立つかもしれない。しかし、不安定な愛着を抱えた人や、子ども時代からの心の傷をひきずっている人では、抱えている問題が複雑過ぎて、自分だけの力ではどこからどう乗り越えていけばいいのかもわからないのが実情だ。ありのままに受け止めようとしても、ネガティブな感情があふれ出してきて、それに圧倒されてしまう。

禅にも導師が必要なように、導き手の存在が必要なのだ。導き手は、安全基地となりその人を支えつつ、振り返りや気づきへと導いていく。禅の導師は、精神分析医にも似たところがあり、かなり意地悪で、おちおち気を許せない相手である。愛着が不安定な人には、なかなかハードルが高い。その意味で、本当に救いを必要としている人を癒すためには、安全基地となり、まずその人をありのままに受け止めることが必要だ。そうすることで、その人の中に、ありのままに自分や他者を受け止めるという思考も育つのである。

したがってマインドフルネスでは、精神分析や通常の認知行動療法のように、その人を分析したり、その受け止め方は偏っていると指摘したりもしない。偏った受け止め方を正しい受け止め方に直そうともしない。なぜなら、そうすることがまた、理想の状態に向けて努力しなければいけないとか、理想の状態でなければいけないと考えることになるからだ。それはまさに直そうとしている状態を、また作ってしまうことに他ならない。

マインドフルネスでは、いいとか悪いといった価値判断はせずに、ありのままに受けいれるということを目指す。もっと言えば、いいとか悪いとかいった価値判断から自由になることを目指す。

なぜなら価値判断をすること自体が、とらわれだからだ。何かにとらわれているから、何々しなければならないと思ってしまう。理想の状態でなければならないと思ってしまう。それが思い通りにいかないと破局的思考になり、絶望や自己破壊的行動にも至ってしまう。とらわれから自由になれば、破局的思考も自ずと減っていくのだ。

しかし何度も言うように、頭でわかっているだけでは役に立たない。心や体を通して、それを実践的に体験し、身に付けていく必要がある。そこでマインドフルネスでは、生きることの原点とも言える呼吸や体の感覚といったものに注意を向け、それをありのままに味わうことから始める。それを基本にしながら、つらい体験や苦しい感覚も、ありのままに受け止め、味わうことで豊かな気づきを手に入れていく。

自分を縛っていた思考のフィルターではなく、体の感覚を通して物事を味わうことで、物事の感じ方が広がっていく。頭の中にとらわれるのではなく、体で感じることで言葉の縛りを脱し、自分の中に息づいている命の体験、生きているということそのものに出会えるようになる。これまでは退屈で平凡としか思えなかったり、すぐに心が傷ついたり、つらいことばかりと思えた日々も、さまざまな喜びや味わいが詰まった宝物として再発見されるようになる。

不思議なことに、そうした体験を積んでいると、破局的思考が修正されるばかりか、不安定な愛着が安定化していく。それは破局的思考をことさら修正しようとしなくても、安全基地となってくれる存在と、温もりに包まれるような体験を共有することで、少しずつ愛着の傷が癒されていくために違いない。それは、ある部分、母親の胸に抱かれるような、子宮の中に浮かぶような心地よい体験でもあり、思考のレベルだけでなく、身体的なレベルにも働きかけ、また過去に受けた傷を癒すことにもつながっているのだろう。

頑張りと受容のバランスが大切

物事には常に両面がある。近年、完璧主義や頑張るといったことは、しばしば人を苦しめるものとして、否定的に扱われることが多い。マインドフルネスの考え方は、浅薄な理解としては、勤勉な努力や目的志向といったあり方を批判し、そこから自由になろうとするもののように思えるだろう。

だが、それもまた一面的な理解である。本当の意味でありのままに受けいれるとは、勤勉な努力や目的志向的な行動も、ありのままに受け止めるということだ。そこにはその良さがある。ただし、それに縛られる必要はないということだ。だからといって、良い点まで
も否定する必要はない。

勤勉な努力や野心をすっかり放棄した世捨て人のような生き方が、はたして幸福かと言えば、そうは思えない人も大勢いるに違いない。そうした生き方を、生きるという闘いの場から逃げているのではないかと思う人もいるだろう。

実際には世捨て人となった人でも、名を残すほどの人になれば、まったく無為に人生を過ごしたわけではない。むしろ彼らは極めて勤勉に暮していた。規則正しく生活し、修行や托鉢《たくはつ》や打坐《たざ》に励んだ。だからこそ、名を残すほどのことも成し遂げられたのだ。

勤勉な働き者が長寿を遂げやすいという事実は、目標に向かって努力することの大切さを教えている。勤勉であることを、貶める必要などまったくないのだ。頑張ることが悪いことのように言う必要もない。それもまた大切なことなのだ。

だが、その一方で、目の前にはない目標や理想にばかり気をとられ過ぎては、休息や人生を楽しむことを忘れるという弊害を生む。人生が真に豊かなものであるためには、目標

に向かった勤勉な努力と、ありのままに物事を受け止め、楽しむことができるという自由な精神の両方が大切なのだろう。

勤勉な努力家ほど目標に目を奪われ、他の大切なものを見落としてしまいがちである。人生を豊かに生きるためにも、自分を必要以上に苦しめないためにも、理想や目標から解放され、今を自由に楽しむことも大事にしたい。

結局、両者のバランスこそが大切だということになろう。ありのままの自分を肯定しつつ、同時に、新たな目標に向かって進んでいく。そこには矛盾はない。安定した愛着に恵まれた人にとって、それはごく自然に両立することだ。

不安定な愛着の人では、自分をありのままに肯定できないので、何とか頑張ろうとする。そこに無理が生じてしまう。その無理が、うまくいかない事態になったとき、破局的な思考にもつながる。

破局的な思考の克服は、不安定な愛着の根っこ、存在の根底にある根源的な安心感の乏しさを克服することでもあると言えよう。

第五章

親の離婚は子どもの寿命を五年縮める

死別よりも離別の方が寿命に響く

親の死や離婚が、少なくとも短期的に子どもの精神状態や行動に影響することは、多くのデータが裏付けている。だが、長期的で持続的な影響があるかどうかは研究が困難なこともあり、ほとんど調べられたこともなく、個々のケースからしか論じることができなかった。その難題に、ターマン－フリードマンの研究は決着をつけた。親の死や両親の離婚は、子どもの人生に長期的な影響を及ぼし、たとえば寿命を左右するという形で累積的に影響するのだろうか。

まず、親の死について、その答えはノーであった。確かに、子どものときに親が亡くなることは短期的に子どもを動揺させ、さまざまな重荷を背負わせることになるが、全体でみると、その影響を子どもは克服し、少なくとも死亡率の上昇や平均寿命の短縮といった影響は認められなかったのだ。

ところが、安心するのはまだ早い。実は、もう一つの問いに対する答えは、イエスだったのだ。驚いたことに、離婚は、親が亡くなってしまう以上に、子どもの健康に大きく影響し、寿命に統計学的に有意な差となって表れていたのだ。平均すると、両親が離婚した子どもの寿命は、両親が揃った家庭の子どもよりも、ほぼ五年短くなっていたのである。

あらゆる因子が調べられたが、子どもの寿命にもっとも影響を及ぼしていた、もっとも強力な因子は、親が離婚したか否かであった。

見かけ上の影響なのか

親の離婚が子どもの寿命を約五年も縮めてしまうということが、なぜ起きてしまうのか、フリードマンらは、さらに研究を進めた。

まず、親の離婚が本当に子どもの寿命に影響しているのか、それとも見かけ上影響があるようにみえるだけで、実は無関係なものであるのかということを見極める必要があった。

たとえば一つの可能性として、勤勉性に欠けた人格の持ち主がいて、彼らが結婚して生まれた子どもは、やはり同じように勤勉性に欠けている傾向があるとする。しかも勤勉性に欠けた人では離婚のリスクが上がってしまうとなると、勤勉性に欠けた親では離婚のリスクも高く、その子どもも勤勉性に欠けた人格の持ち主となる結果、寿命が短くなり、あたかも親の離婚が子どもの寿命を縮めているような〝見せかけの〟影響が認められてしまうだけではないのか。

こうした見せかけの影響は交絡《こうらく》因子と呼ばれ、本当の因果関係によるものではない。子どもが親と同じような性格を受け継ぐために生じた、見かけ上の影響に過ぎないのではないか。

また別の可能性として、子どもの勤勉性を欠いた人格が親の夫婦ゲンカを増やし、親を離婚に追いやっているということが考えられないこともない。因果が入れ替わっている可能性だ。原因にみえたことが実は結果で、結果とみえたことが実は原因だったということも、ときには起きる。

これらの可能性を確かめるために、フリードマンたちは親の離婚と子どもの人格の関係を調べた。すると、両者は無関係で、それぞれが独立に子どもの寿命に影響を及ぼしているということがわかった。子どもが元々勤勉な人格の持ち主であろうとなかろうと、親が離婚すると、寿命への影響は免れないのである。

親の離婚は子どもの寿命を縮める原因となるということが、確かな事実として裏付けられたのである。両親と子どもとの結びつきが強いほどダメージが大きく、特に男の子で影響が強い。離婚前から、親と子どもとの愛情や結びつきが稀薄だったり、両親のいがみ合いのために家庭環境がひどく不安定な場合には、あまり影響がなかった。

もちろんターマンのサンプルの世代では、まだ離婚が少なく、それだけに離婚した家庭の子どもは肩身の狭い思いを強いられただろう。その頃に比べると、離婚は身近なものとなり、その分、影響も小さくなっているかもしれない。

ただ、近年の研究でも、離婚が子どもたちに心の傷や有害な影響を与える傾向は同じく認められており、長期的な影響も確認されている。社会の解体が進み、家族や共同体の支えが乏しくなった分、子どもたちの受ける影響が深刻になっている面もある。離婚が身近になったからといって、あまり楽観できる状況にはないのだ。

親の離婚だけでなく、父親の不在も子どもにとって不利に働くようだ。ある研究によると、生まれたときに、すでに母親が父親と離婚していたり、死別していたりすることも、四十代の死亡率を一・七倍に増大させた。数十年前の、しかも直接、子どもの健康状態には関係がないように思える父親の不在が、四十年以上後の子どもの人生、生命を左右していたのだ。生まれたときに父親がいない子どもでは、それだけ困難を抱えやすいということだろう。

離婚でなぜ寿命が縮まるのか

次に問題になるのは、どうしてそういうことになってしまうのかということである。どういうメカニズムで、親の離婚や不在は子どもの健康や寿命にマイナスの影響を及ぼしているのか。それを知るため、フリードマンたちは死因について調べてみることにした。男女を分けて分析すると、その結果は歴然としたものだった。

子どもの頃に両親の離婚を経験した男性では、事故や暴力によって命を落とす危険が高かったのである。その事実から、両親の離婚が、彼らを命知らずで無謀な行動に駆り立てやすいと解することができるだろう。しかし、事故や暴力による不慮の死だけでなく、他のあらゆる死因による死亡率も上昇していた。なぜそんなことが起きてしまうのか。

まず考えられるのは、離婚が直接影響するというよりも、離婚によって生じた社会的・経済的困難が、子どもの寿命を縮めているという可能性だ。実際、親の離婚によって子どもの生活が激変するということは少なくない。

そこでフリードマンたちは、離婚に伴う社会経済的な状況の変化と、子どもたちのその後の寿命の関係を調べた。確かに経済的な要因も影響していることがわかった。ことに女の子では、影響を受けやすい傾向がみられた。しかし、影響の程度は、ごく一部を説明するにとどまり、むしろ他の要因の方が大きいという結果だった。

学歴との関係についても調べられた。親が離婚した子どもでは、学業を早く終わらせてしまい、学歴が低くなる傾向がみられた。経済的な事情だけでなく、子どもたちの向学心や向上心にも、親の離婚が影を落とす可能性はあるだろう。学歴が低くなったり中途退学になることで将来の就職や収入に影響し、仕事での達成感を低下させ、健康状態や寿命にまで響いてくるという可能性は否定できないだろう。

実際、調べてみると、男の子では親の離婚により学歴が低くなることで、寿命に影響しているという結果が出た。ただ女の子では、そうした影響は軽微だった。

ターマンの子どもたちが活躍した時代には、働き手の中心は男性であり、その意味で男性には、一家の大黒柱としての役割が今日以上に求められた。そのため男女で差がみられたのだろう。

次に浮上したのは、寿命に影響することがわかっている喫煙や飲酒との関係である。親が離婚することによって子どもの喫煙や飲酒が増え、その結果、寿命が縮まってしまうのではないのか。

結果は悲しいかな、予測通りであった。親が離婚した人では、喫煙や飲酒の頻度や程度が増加したのである。その傾向は、女性でより顕著であった。親が離婚した女性では、ヘビースモーカーになるリスクが、そうでない場合に比べて二倍以上だった。親が離婚した人では、喫煙や飲酒、性的乱交によってリスクが上がる一部のガンを発症する危険も高まる傾向を認めている。

さらに離婚の影響は、もっと厄介な問題にも及ぶ。親が離婚した人では、安定した家庭の出身者に比べて、その人自身が離婚するリスクが大幅に高まることが知られている。後で述べるように、本人の離婚もまた寿命に影響する。ことに男性にマイナスの影響が大きい。親が離婚した人では、その人自身離婚するリスクが高まることで、健康や寿命に悪影響を生じやすいのだ。

親が離婚した人では、対人関係の範囲が狭まり、コミュニティーとの関わりが乏しくなる傾向も報告されている。こうしたことも、どちらかというとマイナスに働くだろう。

マイナスの影響を避けるためには

親が離婚するということが、これほど大きなダメージを子どもに及ぼしていることは、ほとんど認識されてこなかった。むしろ、社会はそのリスクを軽視する方向に進んできた。親も一人の人間である。一人の人間の自由を尊重するために、多少の犠牲は仕方がないとみなされてきたのだ。

もちろん親もそうするしか選択肢がないほどに追い詰められ、悩みぬいた末に離婚を決断してきた。ときには子どもを守るために離婚を決意するという状況もあるだろう。ただ、離婚が子どもの寿命を縮めてしまうほどの影響を及ぼすことも忘れてはならないだろう。

親の離婚は、子どもにはどうすることもできない問題だ。子どもが、わが身を守る術はないのだろうか。どうすれば、その影響を最小限に食い止め、乗り越えていけるだろうか。

ターマンの子どもたちの中で、親が離婚してしまったにもかかわらず、その後、幸福で健康な人生を過ごし、長寿を全うできたケースの特徴を調べることで、ヒントを得ることができる。親の離婚という逆境を乗り越えるカギは、どこにあったのだろうか。

実は、そうしたケースでは、本人自身の安定した結婚が、生活の安定と健康の維持に大きな役割を果たしていることが多かったのだ。親が離婚して、家庭の破綻という傷を負っても、その人自身が安定した家庭を築くことによって、子ども時代に受けたマイナスのダメージを克服することができるのだ。

ただ先にも述べたが、親が離婚した人では、その人自身も離婚するリスクが高まることに示されるように、パートナーとの安定した関係を長年にわたって維持することは、そう容易なことではない。その問題については、後の章でも考えていこう。

克服するうえで、もう一つ重要な要素は、仕事に対してやり甲斐を味わうことだ。仕事に勤勉に取り組み、そこで達成感を味わったり、自分が役立っているという感覚をもつことができた人は、やはりマイナスの影響を減らせるのである。

浮かび上がる愛着の重要性

ここまでわかったことを整理してみよう。親の離婚は子どもの寿命を五年ばかりも縮めてしまうが、それは経済的に不遇を味わいやすいということ以上に、両親が離婚した子どもでは無謀な行動に走って命を落とすケースが増えたり、学業が早く中断するなどして自分を生かしきれなかったり、飲酒や喫煙、薬物乱用などのリスクが増えるためでもあった。

また、自分自身が離婚する危険が増えることも、健康や寿命にマイナスに作用していた。一方、たとえ親が離婚していても、良い伴侶に恵まれた人では、健康や寿命への悪影響を減らすことができた。

一体何が起きているのかを理解するうえで、ここでも役に立つのが、愛着という観点だ。愛着は、幼少期からの養育者との間に育まれるが、たとえ安定した愛着が育まれていた場合にも、親が亡くなったり、離婚したりすることで、ダメージを受けることが知られている。そのダメージは、しばしば死別よりも、離婚といった事情による生き別れによって深まりやすい。なぜなら死別であれば、その親の不在は仕方のないことと割り切ることができ、不在の親に対する愛着を抑圧したり、憎しみに変えたりする必要もないからだ。遺された周囲の者も、亡くなった親に対して否定的に語ることもなく、喪失感はあるものの、葛藤は小さい。

ところが離婚という状況では、両親の間に強い葛藤と反目があるのが普通で、片方の親から、もう片方の親に対する否定的な言動を聞くことも多い。一緒に暮すことになる親に合わせるために、子どもはもう片方の親への愛着を抑圧しなければならず、両方の親への思いの間で葛藤を抱えることになる。この状況が、愛着の安定にとって有害なのである。

離婚した後もなお、ことあるごとに二人の親が反目しているところを見せつけられることも少なくない。親を手本にして子どもが育つとすれば、他者との関係を、永続的で信頼できるものと考えるよりも、たとえ愛し合った時期があっても、後に悪口を言い合い、憎しみ合う関係になってしまうような、脆《もろ》く醜いものだという認識を心に刻みつけてしまうことになりかねない。

人を心から信頼し、安定した関係を結ぶ基盤となっているのが愛着という仕組みだが、そこが傷つけられ、愛着が不安定になると、安心感や信頼感をもつことができない。愛着が不安定な人では対人関係が長続きしにくいだけでなく、密着した関係を必要とする子育てのような行為も苦手で、負担に感じてしまったり、過度に支配してしまったりする。

親密な関係を避ける回避的なタイプ（回避型愛着スタイル）と、自分が甘えられる相手に過度に依存するタイプ（不安型愛着スタイル）があるが、ことに後者の不安型では、相手に一〇〇%を期待し、期待通りにならないと激しく苛立ち、攻撃するということも日常茶飯事だ。その場合も、自分の方が傷ついたと感じてしまう。恋人や夫婦関係がぎくしゃくしやすいだけでなく、他の対人関係にも波風が立ちやすく、人生は安定しにくい。

逆に回避型の人は、人と情緒的な距離をとることで波風を避けようとするが、本当に信頼できる関係も育たず、孤立しがちである。

　不安定な愛着を抱えた人では、不安やストレスを感じやすく、また人との安定したつながりによってそれらを上手に解消することができない。そのため、不健全な嗜癖的行動に頼ることで紛らわそうとする。アルコールやインターネット、過食、買い物、不特定多数の相手とのセックスなどにも依存しやすく、実際、依存症や摂食障害の人では、大部分が不安定な愛着を伴っている。

　また、不安定な愛着の人では、自傷行為や自殺のリスクも高く、将来にわたる心身の健康状態も劣り、寿命も短い傾向にあることが知られている。

　親の離婚が子どもの愛着にダメージを与え、それを不安定なものに変えてしまうと考えると、本人の将来の離婚、アルコール依存や自殺のリスクが増えることも、容易に納得がいくだろう。

　また逆に、安定した伴侶との関係に恵まれた場合には、そうした悪影響を防ぐことができるというのも、まさに愛着が安定したものに変化することによると考えられるのである。不安定な愛着が安定化するうえで、伴侶の役割がとても大きいことがわかっており、フリードマンの研究結果は、そのことを間接的に裏付けるものだと言えよう。

第六章　寿命を延ばす運動と食事

運動は本当に寿命を延ばすのか

一般的な医学的コンセンサスとして、適度な運動が健康を促進すると考えられている。医者は口を開くと「歩きなさい」と患者に向かって言うのが常だ。大抵、医者自身は運動不足なことが多いのだが。

だが、激し過ぎる運動がかえって有害だということも知られるようになった。酸素を消費し過ぎると活性酸素を生み出し、それがフリーラジカルという暴れん坊となり、細胞やDNAを傷つけ、老化やガンを引き起こす。

マラソンランナーとして頑張る人に、意外にうつが多かったりする。頑張り過ぎることで、心にも体にも無理をかけてしまう。心も体も、一時的に激しく酷使するよりも、ほどよく継続的に使った方が心身の健康に良いということも、臨床家の間では一つのコンセンサスとなっている。

運動の短期的な効果を云々してみたところで、本当の有用性はわからない。究極的には、寿命に対する効果があるかどうかということになる。

ただ、これはなかなか比べるのが難しい問題でもある。元々体が丈夫で元気な人は、当然のことながら、よく運動する。そういう人が、体が弱く、あまり運動しない人より長生きしたとしても、はたして運動の効果によるかどうかは不明である。運動は、原因というよりも結果であり、元気さを間接的に示すマーカーに過ぎないかもしれないからだ。

運動したから元気になって長生きしたのではなく、進んで運動するほど元気なので、長生きしただけかもしれない。

そういう疑問は残るものの、多くの研究が運動することによるメリットを報告している。度が過ぎると運動もマイナスに作用する場合があるが、ほどほどの運動を長く続けることが、健康の維持にとってプラスになることが多くの研究によって裏付けられている。

その顕著な例は、デンマークで行われたコペンハーゲン市・ハートスタディ（心臓研究）として知られる大規模な疫学調査で、ジョギングをしている人としていない人の死亡

運動と寿命の関係

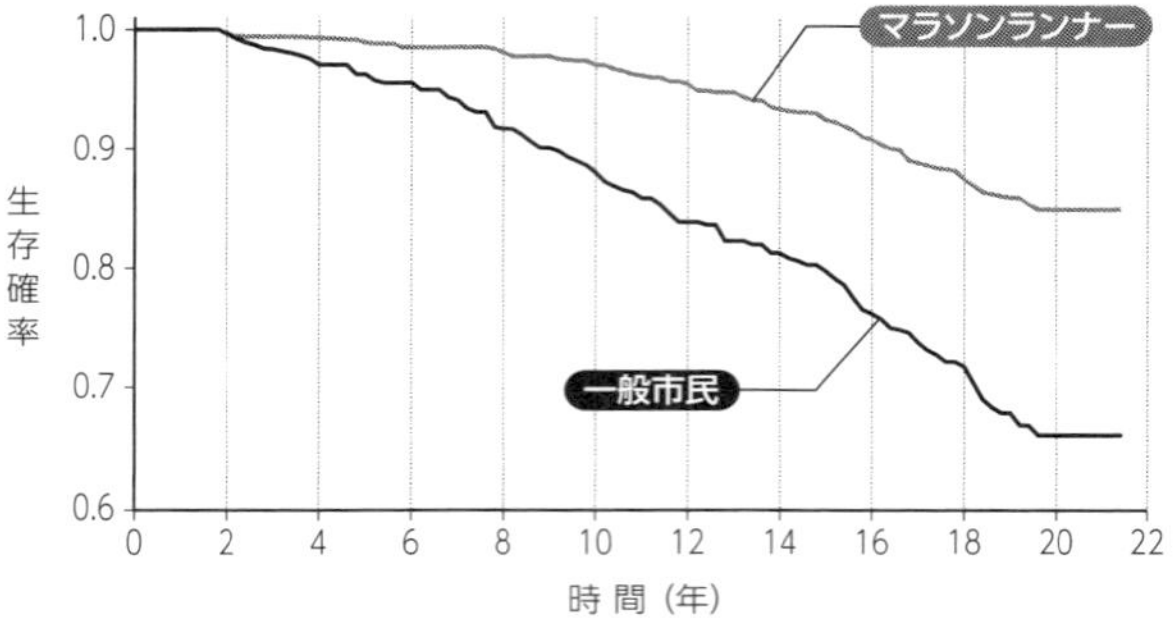

"Reduced disability and mortality among aging runners: a 21-year longitudinal study." (Chakravarty et al., 2008)の図より作成

率を長期間にわたって調べたものである。

その結果、ジョギングする人では死亡率が大幅に下がり、平均して男性で六・二年、女性で五・六年寿命が長くなると予測された。ジョギングをする元気があるほど健康なので、長生きする部分もあるとしても、これほど余命の違いが認められたということは驚きであり、運動には寿命にプラスの影響がありそうだ。

上の図は、マラソンクラブに属する人と一般市民とで、生存率を比べたものである。マラソンランナーの方が高いサバイバル・レートを維持し続け、二十年後に一般市民の三割以上が死亡している一方、マラソンランナーでは、一割五分程度にとどまっているという顕著な差がみられている。

ジョギングとはいかなくても、歩くくらいならできそうだ。ウォーキングの効果については、日本でのデータがある。宮崎県の大崎保健所が管轄する十四市町村のデータをもとに行われている研究によれば、四十歳男性の平均余命でみると、歩く時間が一日当たり一時間以上か一時間未満かで比べたところ、一時間以上歩く人の方が平均余命が一・四年長くなった。女性の場合も、一・二年の差が認められた。延び率にすると、三％といったところだ。

一日を二十四時間とすると、その三％は四十三分だ。一日一時間以上費やして、寿命を四十三分しか延ばせないのでは、時間の経済学という点では赤字ではないかという人もいるかもしれない。実は、ターマンのサンプルを対象にした研究でも、運動による延命効果はそれほど顕著なものではなく、長くなると期待される寿命は、運動に費やした時間に満たないほどだった。

もっともそれは、歩くことを時間の空費とみなした場合の計算である。一時間歩くのを楽しんで、四十三分寿命が延びるのであれば、一石二鳥と考えた方が良いだろう。

ハワイで行われたある調査では、二千二百三十九名の中年男性（五十六～六十四歳）を対象に、その時点での筋力や生活習慣、両親の寿命を調べ、その後、四十四年間にわたって死亡率が調べられた。その結果、百歳を超える長寿を遂げた人では、八十歳未満で亡くなった人に比べて、①握力が優れ、上位三分の一に入る人が二・五倍もいた。また、②タバコを吸わず、③仕事以外に運動を一日一時間以上し、④長寿の母親がいる、といった特徴を認めた。

長寿の母親をもつかどうかは努力とは無関係だが、筋力の維持や禁煙、一時間以上の運動は、努力次第でできることだ。

中年期の運動がもっとも重要

ただし、若い頃に激しい運動をすることには、リスクも伴うようだ。十二歳から三十五歳までの運動競技の選手を対象にした調査（Corrado et al.,2003）では、運動選手でない人に比べて、心臓発作による突然死のリスクが二・五倍に増大するという結果が示されている。この突然死には、競技中以外の突然死も含まれている。もちろんやり過ぎればリスクもあるし、心臓血管系が弱かったり、生まれつき奇形があったりすると、危険な場合もある。

誰でもジョギングやマラソンをすれば、長生きするというものではない。走るのが好きな人もいれば、走るのが体に合わない人もいる。苦痛なことをしようとしても長続きしないし、効果もあまり期待できない。一般的に何がいいかではなく、自分に合うことが何かということが大事なのだろう。特別な運動をしなくても、家事や仕事や通勤がその代わりになっているという場合もある。ただ言えることは、そうした活動全般をひっくるめて活動性をほどよく高め、ほどよく運動することが寿命を延ばすうえでは重要だということだ。

フリードマンらの研究でも、活動的でよく運動した人では長寿の傾向がみられるが、八十年にもわたる研究ならではの結果も得られている。一生のどの時期によく運動し、活動的であることが長寿にもっとも関係するかをみると、実は中年期の活動性が、もっとも重要だったのだ。

たとえば、子ども時代や若い頃に活動的でよく運動した人でも、中年期に不活発になり、運動をあまりしなくなると、寿命が急激に短くなる傾向がみられた。逆に、子どもの頃や若い頃に不活発で、あまり運動を好まない場合も、中年期に活動的になり、よく運動するようになった人では寿命が長くなった。もちろん、いずれの時期にも活動的でよく運動した人は、もっとも長寿を享受しやすく、その逆の場合は短命に終わりやすかった。

前者の場合は、元々体が丈夫な遺伝的体質の持ち主と考えられるし、後者の場合は、その逆だと言えるだろう。しかし、中年期の過ごし方で寿命が大きく左右されるということは、遺伝的体質に劣らず、ライフスタイルも重要だということになるだろう。

元々元気な体質に生まれついていても、手入れを怠り不活発な人生に甘んじると、本来の寿命を削ってしまうのかもしれない。逆に、あまり元気な体質に生まれついていなくても、活動性が次第に高まるような人生を歩めると、寿命も延びることとなる。

カロリー制限は中年期に始めるのが有効

運動とともに、寿命を延ばすのに効果があるとほぼ証明されているのは、カロリー制限である。マウスなどの動物実験で、与える餌《えさ》の量を半分にすると、寿命が二倍に延びたという報告がなされ、その後、多くの追試が行われてきた。その結果、カロリー制限が寿命を延ばす効果をもたらすことが裏付けられている。しかも、慢性疾患を防ぎ、体の機能を若々しい状態に保ちながら寿命を延ばす効果が認められている。

齧歯類《げっしるい》による研究では、カロリー制限によりガン、腎症、心筋症、肥満、II型糖尿病、神経変性疾患、あるタイプの自己免疫疾患などの発症や進行を抑える効果が認められている。年老いて死亡するまで、何ら病変を認めない個体の割合が三割から五割にも達したのである。こうしたデータは、カロリー制限が慢性疾患の大部分を防ぐことができるかもしれないという可能性を示している。

こうした可能性が、はたして人間にも当てはまるのかを知るうえで、人間にもっとも近い霊長類での研究が重要になる。

現在、カロリー制限の効果については、アカゲザルを用いた二つのランダム化比較研究がアメリカで進行中である。一つはウィスコンシン国立霊長類研究センター（WNPRC）が行っているもので、もう一つは国立老化研究所（NIA）が進めているものだ。ウィスコンシンの研究は、七十六頭のアカゲザルを二つに分け、三〇％カロリーを制限した食餌《しょくじ》を与えたグループと自然に任せたグループに分けて比較している。一方、NIAの研究では、同じく三〇％カロリーを制限したグループと、肥満を防ぐために軽度カロリーを制限したグループで比べている。

困ったことに両者の研究は、相反する結果を示した。ウィスコンシンの研究では、二十年にわたるカロリー制限食は、心臓血管系疾患やガンの発症を約五〇％抑え、耐糖能の低下やII型糖尿病を完全に防ぐことができたと報告した。さらに、加齢に伴う筋肉量減少や脳の灰白質の萎縮を抑制する効果も認められた。

最近、新たに出た報告では、若い頃からカロリー制限を行ったものでは、ガンの発症が完全に予防され、軽度の制限を行ったものに比べて、II型糖尿病の発症を半分程度に抑えることができたとされる。加齢に関連した疾患による死亡は、対照群の三七%に比して、一三%と大幅に抑えられたのである。ただし、寿命自体の延びは、統計学的な有意差を認めるまでには至らなかった。

一方、NIAの結果は、どの年齢からカロリー制限を開始しても、カロリー制限により死亡率を抑える効果は認められなかったのである。

二つの研究で異なる結果が出た理由として、ウィスコンシンの研究では、各個体の体重に応じて食餌量が決められたのに対して、NIAの研究では、標準的な必要摂取カロリーから食餌量が決められたという方法の問題が指摘されている。また、NIAの場合、軽度の制限をしたグループと比較しているため、その差が一層縮まってしまった可能性もある。さらに問題は、餌の中身にもあった。

ウィスコンシンで使われた餌は炭水化物が多く、中でもショ糖の割合が多かった。植物性の成分や天然の成分が少なく、加工食品が多く使われ、さながら現代アメリカの食生活に近いものだった。それに対して、NIAで使われた餌は炭水化物が少なめで、ことにショ糖の割合が少なく、植物性の成分や天然成分が豊富なバランスの良いものだった。いわばヘルシーな日本食に近い内容だった。

そのことを反映するように、NIAのアカゲザルは、カロリー制限の有無にかかわらず、通常より長生きする傾向がみられたのだ。カロリー制限だけでなく、その中身がかなり重要だということを示す結果となっている。

他の研究も合わせてトータルにみると、カロリー制限は、中年期に始めるのがもっとも害がなく、有効なようだ。若年期からカロリー制限を開始することは、死亡率を上昇させ、寿命を縮めてしまう危険がある。また、高齢者や妊婦、成長期の子どもがカロリー制限を行うことにも危険がある。


作家のプルーストは大変虚弱な体質で、喘息《ぜんそく》にも苦しめられた。とても少食で、一日一食しか食べなかった。客を食事でもてなすときも、自分は食べなかった。弱かった彼が五十一歳まで生きたのは、少食だったことが幸いしたのか、それとも、もっとしっかり食べていれば、もう少し長生きできたかは不明である。美食家でもあった彼の好物は、舌平目のフライやロシア風サラダ、からっと揚げたポテトフライだった。

まともな食事は一食しかとらないという生活を続けた人としては、哲学者のカントが名高い。彼は毎朝五時に一杯のお茶と一服のタバコをとるだけで、それから講義の準備や講義、執筆と八時間ぶっ通しで働いたという。午後一時に昼食をとったが、それが唯一の食事らしい食事で、夕食は抜きであった。夕方六時から夜九時四十五分までが、彼の読書時間だったが、夕食をとると眠気を催してしまうというのが、おそらく夕食をとらなくなった最大の理由であった。いずれにしろ、そうした生活を続けて、カントは七十九歳という、当時では稀なほどの長寿を遂げた。

日野原重明氏は、ご自身の食事について次のように述べている。

「肥満による血圧上昇を防ぎ、糖尿病にならないようにすれば、動脈硬化もそれほどには進行しないことが分かり、30歳の時の私の体重60キログラムが加齢とともに増えないように気をつけてきました。そのために、糖分摂取、特にでんぷん質や糖質、動物性脂肪を制限し、たんぱく質やビタミン、カルシウムなどは十分にとる食事をしています」

健康寿命を延ばすには、筋肉量を減らさないこと

運動が推奨される理由は、運動自体の効果ということもあるが、もう一つは肥満を予防するということである。肥満は心臓など循環器系に負担をかけ、高血圧や心臓肥大、動脈

硬化、心筋梗塞の原因となる。

特に高度な肥満が、寿命を縮めることは間違いない。標準体重よりも三〇％肥満の人では、千三百日（約三年半）寿命が縮まるという。逆に、極度な痩せも寿命を縮める。

ただ肥満を敵視するあまり、体重を落とせばいいという考えが、むしろ深刻な弊害を生んでいる。高度な肥満は確かに寿命に悪影響だが、痩せようとして筋肉量を低下させてしまうと、それはもっと寿命を縮めてしまうのだ。減量する場合には筋肉量を減らさないようにする必要がある。

ところが、通常行われている摂取カロリーを抑えるという方法で体重を落とすと、まず間違いなく筋肉量も減らしてしまう。すると、後で深刻なリバウンドが起きやすくなる。筋肉量が減ってしまうと、基礎代謝が減り、体重が増えやすい体質になってしまうのだ。

入院して体重を減らすという場合も、食事療法中心で運動療法を十分に併用していないと、確かに体重が減って退院となるが、体重が増えやすい体を作っただけのことで、長期的に見ると逆効果という場合が少なくない。特に入院中ベッドで寝ている時間が長くなると、弊害が大きい。

一週間寝たきりの生活をしただけで、二割も筋肉が減ってしまう。一カ月では、実に九割も減る。どんな人でも、一カ月間寝たきり生活をすると、自力で立てなくなってしまう。大腿筋《だいたいきん》などは、一旦痩せてしまうと、容易には取り戻せない。できるだけ通常の生活をしながら、運動療法と食事療法をバランスよく進める必要がある。

昨今は、平均寿命よりも健康寿命ということが言われるようになった。健康寿命とは、「介護を受けたり病気で寝たきりになったりせずに、自立して健康に生活できる期間」のことである。いくら寿命が長くても、満足に活動できないのでは悲しい。

日本人の平均寿命は、男性でおよそ八十歳、女性で八十六歳に達しているが、健康寿命はと言うと、男性で七十・四歳、女性で七十三・六歳というところだ。男性では十年、女性では十三年近くも、何らかの介護を受けながら暮らすことになる。

女性で介護期間が長いのは、男性よりも骨量、筋肉量が少ないうえに、骨粗鬆症が進みやすいことも一因だろう。筋力や骨量を維持し、骨折や寝たきりを防ぐことが喫緊の課題となっている。

勤勉な人やよく動く人が長寿を謳歌するだけでなく、晩年まで健康な生活を維持しやすいのは、勤勉で規則正しい生活が、筋肉力や骨量の維持に役立つからだろう。

長寿を促進する薬はあるか

世の中には薬があふれている。医薬品から、民間薬や健康補助食品まで、さまざまなものが出回っている。一般的に薬は、病気を癒したり防いだりして健康を守り、最終的には寿命を延ばすものだと言える。

ところが、多くの薬は病気を根治するというよりも、症状を改善する効果があるとされるもので、寿命に対する効果が証明されているものは、ほとんど皆無である。しかも、薬には副作用がつきもので、病を癒し寿命を延ばすという本来の意図とは裏腹に、命を縮めてしまう場合も少なくない。病は治しても、寿命を縮めてしまうという場合もある。

寿命への脅威は、老化とは無関係な要因と、老化に伴う要因に大別できる。前者としては、感染症や外傷、先天性の疾患、低栄養状態などが挙げられる。中年期以降、大きな死亡原因となるのは、多くが後者の老化と関連したものである。悪性腫瘍、心臓血管系・脳血管系疾患、糖尿病などがその代表だ。死亡原因としても、老化に関連したものが圧倒的に大きな割合を占める。

したがって、寿命を延ばすということは、老化を遅らせるということにほぼ等しい。つまり、その薬が本当に効いているかどうかは、目先の症状が良くなるかどうか以上に、寿命、特に健康寿命を延ばす効果があるかどうかということになる。

老化を遅らせ、寿命を延ばす薬としてさまざまな医薬品や物質、食品がとりざたされてきた。しかし現実問題、人の寿命に対して長期的な効果が証明されたものは、残念ながら極めて稀な例しか存在しない。

抗酸化物質は老化に効くのか

そうした中で、とりわけ期待されてきたのが、抗酸化物質である。

老化の仕組みが解明されるにつれ、老化が活性酸素によるダメージの蓄積であるという認識が広がった。活性酸素とは呼吸に伴って生み出される不安定な分子で、その多くはミトコンドリアという細胞内の器官で生み出される。ミトコンドリアでは、ブドウ糖と酸素から、水と二酸化炭素を生成するとともに、エネルギーが生み出されている。それが細胞呼吸と呼ばれるものだが、その副産物として活性酸素が生み出されるのだ。この活性酸素は非常に不安定で、周囲の分子と激しく反応を起こす。そのため細胞やDNAを傷つけ、そのダメージが蓄積することが老化に他ならないとするのが、「酸化ストレス仮説」と呼ばれるものだ。

したがって、老化を遅らせ、寿命を延ばすには、活性酸素によるダメージを防ぐ抗酸化作用を有する物質をとることが効果的ということになる。抗酸化物質の代表が、ご存じの通りビタミンCであり、ビタミンEだ。両方のビタミンを豊富にとることが盛んに推奨されてきたし、現在もその効果を信じてとり続けている人が大勢いるに違いない。

実際、基礎的な研究では有望な結果が示された。ただ、それらの研究の中身はと言うと、ゾウリムシや線虫に、これらのビタミンや栄養素を投与し、寿命への影響をみるというものだった。その結果、寿命が延びるという報告が相次ぎ、まるでもう、その効果が人でも証明されたかのように、一般にもそうした認識が広がったのである。

しかし、ゾウリムシや線虫で効果があったからと言って、本当に人間が摂取して老化を遅らせ、寿命を延ばす効果があるのか。人間で確かめるのが難しいとしても、せめて哺乳類で確かめる必要があるのではないのか。

実際に行われた最近の研究では、かなり悲観的な結果が示されている。むしろ寿命を縮めてしまうという結果が出た研究もある。ハタネズミによる動物実験では、両方のビタミンを補充した食餌をとらせ続けると、寿命は三分の二から半分近くにまで縮んでしまったというのだ！

これまでのところ、抗酸化作用のあるサプリメントを摂取することで人の死亡率が下がり寿命が延びることを証明した臨床研究は、一つも存在しないのが現状だ。むしろ栄養が足りている状態で、ビタミンやミネラルを過剰摂取することは健康に有害な可能性がある。

それ以外にも多くの食品や栄養素、酵素について、延命効果があると報告されているものも、多くは線虫やゾウリムシ、ショウジョウバエを用いた研究結果である。これらの種は、ライフサイクルが短く、短期間で研究するのに適しているためだ。しかし、それで人間への効果があるとは到底言えない。その意味で、人間と同じ哺乳類であるハツカネズミやハタネズミを用いた研究で、寿命への効果が認められることが最低限必要だろう。

ハツカネズミなどの齧歯類で寿命への効果が報告されているものは、没食子酸《ぼっしょくしさん》エピガロカテキン（お茶に含まれる）、メラトニン、SKQ1、クルクミン（ウコンに含まれる）、ロイヤルゼリーなどごくわずかで、ビタミンEについては有効、無効と結果が分かれる。

カテキンやウコンといった長年愛飲されてきたものに効果が認められたということは、やはり先人の知恵は、「最新の」科学よりも、しばしば当てになるということを示しているだろう。

安全性という点からみても、長年飲用および摂取されてきたものが間違いないと言えるだろう。化学的に合成されたものや抽出されたものは、一時的に効果があっても、長期的には効果がないのが普通であり、しかも安全性が担保されるかについては何ら保証はない。身近な食品に多く含まれるビタミンCやミネラルでさえも、長期的に過剰にとることは、寿命を縮めてしまう危険性があるのだから。

カルシウム剤などを、体にいいと信じて毎日せっせと飲み続け過剰摂取した結果、結石ができたり、大動脈や心臓の血管にカルシウムが沈着し、動脈硬化がひどくなり梗塞を起こしたりする。鉄分でさえ、とり過ぎると肝臓に鉄分が沈着し、肝障害を起こしたりする。何事もほどよくが大事で、薬でとり過ぎると、逆効果も甚だしいということになりかねない。

寿命を縮めるものは何か

では逆に、寿命にとってマイナスの影響が証明されているものは何だろうか。それらを避けることによって、寿命を延ばすことができるはずだ。

最たるものは細菌やウイルスによる感染症だ。過去半世紀の間に、医学が赫々《かくかく》たる成果を上げてきたのは、まさに感染症との闘いにおいてだ。結核や肺炎など、多くの命を奪ってきた感染症が、抗生物質の登場によって治療可能となったのだ。平均寿命を十年〜十五年程度延ばしてきた。

しかし、それも近年では頭打ちの状況だ。耐性菌が蔓延し、抗生物質が効かないという事態も増えてきている。むしろ今は抗生物質を使い過ぎた弊害によって、平均寿命が縮まりかねない状況だ。

もう一つの脅威として、放射能がある。放射能はDNAを破壊し、細胞のメインテナンスを困難にしたり、突然変異を引き起こし、ガン化の原因になる。

ただし、その影響は微々たるものだ。自然の放射能と医療用の放射能の影響を足し合わせても、寿命への影響は十五日程度と試算されている。もっとも、これは一昔前の話だ。今日、CTなどで大量に被曝することも少なくないし、飛行機に乗る機会もずっと増えている。リスクも数倍に上昇しているだろう。

文明化とともに危険が増しているもう一つの脅威は、毒性物質である。カビなどから作られる発ガン性物質、毒キノコなどのトキシンといった自然界に元々存在する毒性物質よりも、今大きな脅威となっているのは、人工的に合成されたさまざまな化学物質である。それらが今やわれわれの生活の奥深くまで入り込み、知らないうちに接触したり、体に摂取されてしまったりしている。

タバコ、鉛や水銀といった重金属、ダイオキシンやPCBなどの化学物質、医薬品、覚醒剤や麻薬、アルコールもリストに加えることができるだろう。

そのうち、もっとも身近な毒としては、タバコとアルコールが挙げられる。ある試算によると、喫煙によって縮まる寿命は、男性の場合、二千二百五十日（約六年二カ月）だという。飲酒の百三十日に比べると、被害甚大だということがわかる。飲酒の影響については、飲酒する人としない人という比較で算出された数字なので、過小評価されている。ある限度を超えた飲酒の場合、大幅に寿命を縮めることは間違いない。

アルコールは、ビタミンAや肝臓に蓄えられたコエンザイムQ10といった抗酸化物質を大幅に減らしてしまう。飲酒により活性酸素に対する守りを自ら損なってしまい、細胞やDNAがダメージを受けやすくなり、結局老化を促進してしまう。コレステロールを下げる薬にも、抗酸化物質を減らしてしまう作用があり、コレステロールの薬を飲んでいる場合には、飲酒の悪影響が倍加しやすい。

ただ、アルコールは「百薬の長」とも言われる。人によっては適量を嗜《たしな》むことで、健康を増進する場合もある。ゲーテは生涯に五万本のワインを飲んだという。当時としては大変な長寿である八十二歳まで生きたのだから、少なくともゲーテの場合には、ワインはそれほど毒にはならなかったようだ。

長生きしたければ禁煙すべし

作家で脚本家の井上ひさしは、自他ともに認める愛煙家で、タバコと肺ガンは無関係だと豪語していた。ところが、自ら肺ガンとわかってからは、素直に因果関係を認め、禁煙したものの時すでに遅しで、翌年逝去された。それでも締め切りに追われる過酷な生活を繰り返し、七十五歳で亡くなる間際まで働けたのは、仕事に対する情熱と勤勉さの賜物だろう。

ミッキーマウスの生みの親で、『白雪姫』や『メリー・ポピンズ』など革新的なアニメ作品を次々と生み出したウォルト・ディズニーは、若い頃からチェーン・スモーカーで、禁煙を勧められても一向に耳を貸さなかった。初老になる頃から慢性気管支炎の症状が出始め、ひどい咳に悩まされるようになったが、それでもタバコを止める気配はなかった。

しかも、子どもが巣立って夫婦だけの暮しになる頃から、孤独を紛らわすために飲酒に頼るようになった。クリエーターとしても事業家としても、猛烈なほど勤勉に働き続けたウォルトだったが、六十歳を過ぎる頃には体はボロボロだった。日がくれるのを待ち切れないように、ウォルトは毎晩ウィスキーやカクテルをちびちびやるのだった。頸椎《けいつい》の変形からくる痺れや痛みを紛らわそうとして、酒量は増すばかりだった。アルコール依存症になることを周囲は心配した。六十四歳のとき、頸椎の手術のため、術前検査で胸のレントゲンを撮ったところ、数個の肺ガンが発見された。急遽、手術を受け、コバルト治療が施された。

回復への意欲を見せ、フロリダに建設中のディズニーワールドや新作アニメについての指示を次々と病室から出していた。一旦退院したが、一週間もしないうちに、病院に戻らねばならなかった。病室で脚本を読むなど仕事への情熱を示したが、同時に死期を悟ったウォルトは、身辺整理を始めていた。それから一カ月しないうちに、ウォルトは亡くなる。六十五歳の誕生日を、病室で祝って十日後のことだった。あと十五年生きられたらと、見舞いに訪れた知人に語ったという。アルコールとタバコで命を縮めなければ、十五年は無理でも、十年は長生きできただろう。

第七章 延ばすか、縮めるか 結婚は寿命を

独身男性は短命？

一九七九年にアメリカのある医学雑誌に、寿命を縮めるリスクの〝カタログ〟が掲載された。〝カタログ〟で、寿命を縮める最大のリスクとされたのは、男性が独身でいることだった。縮むと見込まれる寿命の損失は、三千五百日、約九年七カ月にも及ぶとされた。これは、喫煙による損失、二千二百五十日、約六年二カ月を大幅に上回っていた。一方、女性では独身でいることの影響は、ずっと小さいとされた。千六百日、四年五カ月足らずと算出された。

それ以降から今日まで、多くの疫学的な調査が下した結論は、結婚している人の方が長生きするというものである。

日本の人口統計でも同様の傾向がみられる。一九九五年のデータで、有配偶者の男性の四十歳の時点での平均余命は、三十八・四歳であるのに対して、未婚の男性は、三十・四歳だった。八年も余命に違いが認められている。

ただし、昔に比べると、余命の違いは小さくなっている。一九七〇年には、有配偶者の四十歳の時点での平均余命が三十三・七歳に対して、未婚男性は、二十二・七歳と、十一年もの開きがあった。かつては結婚しない男性は、体の弱い人が多かったのが、近年では体の強い弱いに関係なく、結婚しない男性が増えていると言えるかもしれない。

未婚者は既婚者より短命だが、離婚はもっと命を縮める

では、結婚すれば安泰かと言うと、そうとも言えない面がある。愛する者を手に入れるということは、それを失う危険もあるということだ。配偶者の死亡は、もっともストレスフルなライフイベントとされ、それに次ぐのが離婚だとされる。そのことは、その後の死亡率の上昇ももたらす。

たとえば、あるアメリカの研究（Kaplan & Kronic, 2006）では、一九八九年の時点で国民健康面接調査の対象となった十九歳以上の三万五千人余りの人について、その後八年

間の死亡率と婚姻状況との関係が調べられた。八年間で八・八％の人が亡くなったが、連れ合いに先立たれた人では、夫婦が揃って生活している人に比べて、死亡率が三九％高くなり、離婚や別居をした人では、二七％高くなった。もっとも、それよりもさらにリスキーだったのは、未婚者の死亡率で、結婚している人に比べて五八％も高かった。

別の研究（Lund et al., 2004）では、妻と離婚することは、結婚しないのと同じくらい、男性の死亡リスクを増大させた。三十九歳の時点で、結婚している男性に比べて、離婚した人や未婚の人では、それぞれ死亡リスクが三・一倍、三・五倍になった。四十代の死亡率と関連を認めた他の要因、精神科への入院歴、生下時の体重、誕生時の母親の婚姻状況、父親の社会経済的状況、自分の子どもがいるかどうかといった要因を考慮して調整した後でも、離婚した人と未婚の人の死亡リスクは、いずれも二・四倍という高い数値を示したのである。

さらに、日本では逆転現象も起きている。先ほどの一九九五年のデータでみると、有配偶者の男性の四十歳の時点での平均余命は三十八・四歳、未婚の男性は三十・四歳であるのに対し、妻と死に別れた男性の平均余命は、三十五・〇歳、妻と離婚した男性では、二十八・七歳まで縮む。有配偶者の男性に比べて、妻と死に別れた男性は、三・四年、離婚

婚姻状態と平均余命(40歳時)

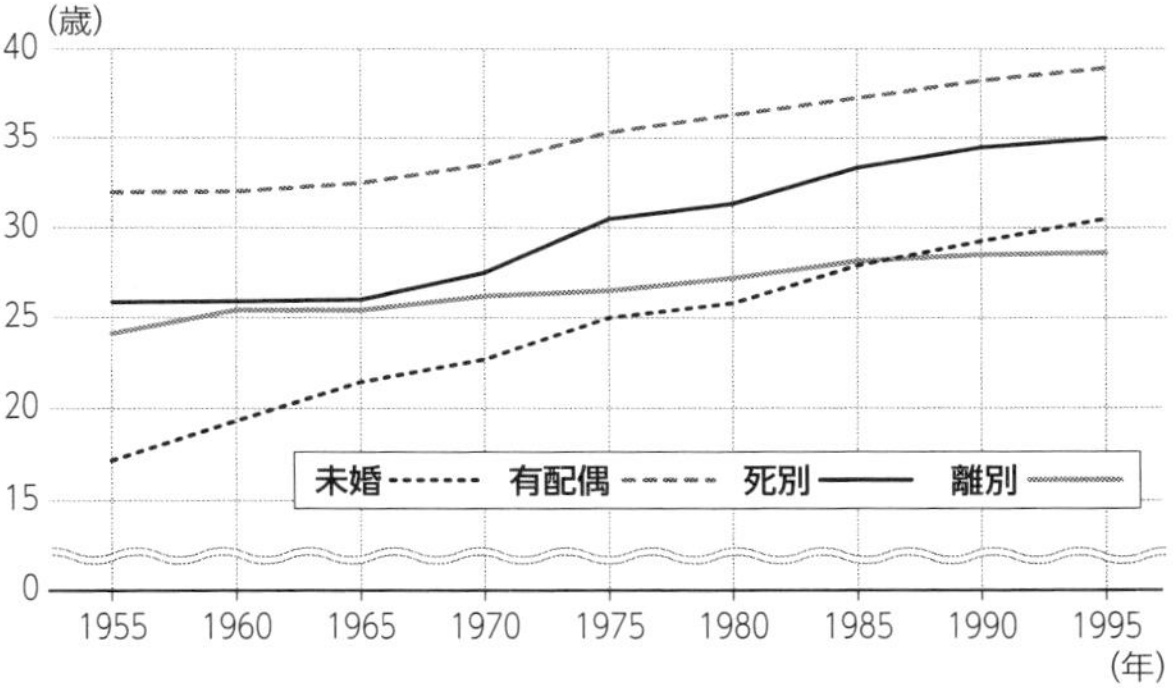

人口統計資料集(2005年版)より作成

した男性は、実に九・七年も寿命が短くなっている。つまり、せっかく結婚しても、離婚する事態になってしまうと、未婚でいるよりも寿命が縮んでしまう危険があるのだ。

日本人は欧米人に比べて、体質的に不安を感じやすい遺伝子タイプをもつ人が多いとされる。離婚のダメージも、欧米人よりも深刻で、尾を引きやすいのかもしれない。

一九六〇年から二〇一〇年の半世紀の間に、男性の平均寿命は六十五・三歳から七十九・六歳まで十四歳余りも延びた。しかし、それも頭打ちになり、今後ガンを完全に克服したとしても、それによって延びる平均寿命は三年程度とも言われている。離婚することは、そんな医学の恩恵さえも帳消しにしてしまいかねない。

女性の場合も、配偶者との死別や離別は影響を及ぼすが、男性ほどではない。四十歳女性の平均余命で比べると、有配偶者に比べて、死別した場合で約二年、離婚した場合で約五年寿命が短くなる。男性の半分程度の影響にとどまると言える。

ターマンのサンプルでは、もっと驚くべき傾向さえ観察された。夫が先に亡くなった人の方が、夫と一緒に暮している人よりも長生きする傾向がみられたのだ。日本のデータをみる限りは、一九五五年から一九九五年までの間でも、そうした逆転は起きず、四十歳の時点で未亡人となっていた女性は、ちょうど二年ほど余命が短くなる傾向が一貫して認められている。

しかし、夫が亡くなる時期がもう少し先だと、経済的な苦労といった悪い影響が少なくなり、夫が先に死んだ方が妻にかかるストレスや負担が減ることで、妻が長生きするという逆転が起きるのかもしれない。

それに対して男性の方は、妻に先立たれると気落ちして、後を追うように亡くなってしまうケースが多い。ターマン自身も、妻が亡くなって四カ月後に亡くなっている。作家の江藤淳氏は、妻をガンで亡くした後、重症のうつ病になり、自ら命を絶った。妻を大切に思っている人、妻に頼っている人ほどダメージが大きくなる。

ある先輩医師は、自分がガンかもしれないというときには大して動じなかったのに、奥さんがガンかもしれないという事態になったときはひどく狼狽されて、「こんなことになるのなら、愛人でも作っておけばよかった」と、冗談交じりに語られたのが印象的であった。男にとって、一人取り残されるというのは、自分が死ぬかもしれないということ以上に不安なのかもしれない。

若いうちに結婚した方が長生きできる

結婚しないことは寿命にとってマイナス要因になるが、ことにその傾向が顕著だったのは、生殖年齢真っ盛りの男性だ。十九歳から四十四歳の年齢層でみると、未婚の男性の死亡率は、既婚男性（調査の時点で結婚状態にある）の二・一倍にも達したのである。それに比べて、四十五歳から六十四歳の男性では、一・六倍、六十五歳以上では一・一倍と、ほとんど死亡率の差がなくなり、年齢が上がるにつれて、未婚者の死亡率の上昇幅が小さくなる傾向が認められた。つまり、老齢に達するまで一度も結婚をしなかった男性では、死亡率は結婚している人とあまり変わらなくなる。

これは、年老いて配偶者がいないことで孤独なことが寿命を縮めるというよりも、活発な生殖年齢の時期に配偶者をもたないことが有害である可能性を示している。生殖年齢を無事に乗り切ってしまえば、独身でいることは、さほど不利ではなくなるようだ。

未婚の男性の死亡率を高めている要因の一つは、事故や自殺などの外因死（既婚男性の二・四倍）であり、結婚している男性の方が、不慮の死に遭遇する危険が少なかったのだ。年齢が上がると、未婚男性の方が、心臓血管系の疾患（心筋梗塞など）で亡くなる危険が高まる（既婚男性の二・四倍）。生活習慣の問題もあるだろうし、適切な手当てや治療がなされないということも考えられる。栄養に配慮し、医者に行けとうるさく言ってくれる人の存在も、寿命を延ばすのだ。

一方、女性の場合、生殖年齢かどうかということは、さほど死亡率に影響しなかった。十九歳から四十四歳の年齢層で、未婚女性の死亡率は、既婚女性の一・七倍にとどまり、四十五歳から六十四歳と六十五歳以上の二つの年齢層でも、死亡率の上昇は一・五倍で、年齢層による違いがあまりなかった。女性は生殖年齢に関係なく、伴侶なしに暮すことが健康リスクを高めていると解せる。

独身者が長生きする秘訣

このように独身生活は、特に男性では、寿命にマイナスに作用する傾向がみられる。ただし、みんながみんな早死にするわけではない。あくまでも平均値の話だ。

生涯独身だった偉人の名を挙げてみても、ランボー三十七歳、宮沢賢治三十七歳、カフカ四十歳、キルケゴール四十二歳、ゴーゴリ四十二歳、モーパッサン四十三歳、ボードレール四十六歳など、確かに短命な人たちもいるが、アンデルセン七十歳、ショーペンハウアー七十二歳、カント七十九歳、ニュートン八十四歳と、当時としては長生きした人も少なくない。

長生きしたケースのうち、アンデルセンもニュートンも幼いうちに父を亡くし、不安定な境遇で育っている。二人とも、あまり頑健な体質ではなかった。ニュートンはうつ病になり、精神的に混乱した時期もあった。

ショーペンハウアーは母親の愛情に恵まれず、父親も自殺している。ショーペンハウアー自身、子どもの頃からうつに苦しめられた。

唯一カントは、家庭的な愛情に恵まれて育ったが、大学生のときには父親を亡くし、中退せざるを得なかったため、その後、家庭教師をしながら長い下積みの日々を送ることになる。

そうした試練に遭遇しながらも、彼らは長寿を遂げた。しかも苦楽を共にする伴侶に恵まれず、生涯独身であったにもかかわらずだ。彼らが長生きできた要因は何だったのだろうか。

彼らに共通するのは、社交よりも、孤独な思索や読書を好む傾向が強かったという点である。規則正しい生活を送り、勤勉で、慎重で、節制した生活を送ったということも概ね一致している。お金などにも細かいしまり屋で、浪費を嫌った。また、ショーペンハウアーを除いた三人は、自閉症スペクトラムではないかと言われている。一方、ショーペンハウアーは、母親からネグレクトされたことによる回避性愛着障害だったと思われる。ニュートンやアンデルセンは、おそらく両方を抱えていた。

カントの規則正しい生活ぶりは、あまりにも有名だ。規則正しい生活が崩れるのを嫌って、ケーニヒスブルクの町を離れたことも、ほとんどなかった。しかも彼は、単独行動を好んだ。時計より正確だと有名だった散歩も、必ず一人でした。散歩中に口を利くと、冷たい空気が肺に入ってしまうというのが、その理由だった。ただし、食事のときは例外だった。客と会食するときも、決して自らは食事に手をつけなかったプルーストとは違って、歓談しながら食べるのを常とした。

ニュートンにも似たようなところがあった。とても慎重な性格で、年をとってからは神経質なほどに健康に気を配ったが、四十代の後半にうつ病になるまでは、完全な仕事中毒だった。極めて勤勉で、余暇を楽しむということにほとんど関心がなかった。気分転換のために乗馬や散歩をすることもなく、ほとんど研究室から一歩も出ずに働き続けた。それどころか、食事をとることも忘れることが多かった。眠るのも、深夜の二時三時は当たり前で、明け方まで研究し、四、五時間眠って、また仕事を再開するということもあった。六週間ぶっ通しで研究を続けたこともある。社交は好まず、カントのように会食を楽しむという習慣もなかった。幼い頃の不遇な境遇が、人間に対する警戒心を植えつけていたのだ。

おそらくニュートンも、そのままの暮しを続けていたら、八十四歳までは生きられなかっただろう。ニュートンにとって幸いだったのは、五十四歳のとき、王立造幣局の局長という安定した地位に就いて、社交をほどよく楽しむようになったことだろう。そこに一役買ったのが、同居することになった姪のキャサリンである。十七歳のキャサリンは、ウィットに富んだ魅力的な娘で、ニュートンの暮しに心地よい刺激を与えるとともに、ニュートンのもとに出入りする著名人たちの人気者となったのである。

その後、ニュートンの晩年を看取ることになるのは、彼女と彼女の夫となった人物であった。

結婚の期間が長いほど寿命に好影響

結婚の効果を調べるためには、当然長期間の追跡調査が必要である。そうした中で、もっとも長期にわたる研究の一つが、一九六八年から一九八五年までの十七年間にわたって、一万一千人以上の人を対象に行われた調査（Lillard & Waite, 1995）で、その結果、婚姻期間が長ければ長いほど、寿命にプラスの影響が生じることが見出されている。つまり、結婚したかどうかではなく、どれだけ結婚が長く安定的に維持されたかが重要だったのだ。

離婚した場合も、男性では一人でい続けると、健康や寿命に悪影響が出やすい。離婚して一人で暮らしている期間が長いほど、死亡率が高くなるのだ。三十九歳の時点で、離婚して五年未満の人では、その後十年間に死亡するリスクは、三十九歳の時点で結婚している人に比べて一・七倍に増えたが、離婚期間が五年以上十年未満の人では二・四倍に、離婚期間が十年以上の人では四・六倍にもなったのである。

離婚自体よりも、離婚の傷をひきずり続け、一人で暮し続けることが寿命に悪影響があるようだ。

男性と女性では事情が違う

男性の方が、妻と離婚したり妻に先立たれたとき寿命を縮めやすいということは、ターマンのサンプルで行われた研究でも示されている。

男性と女性では事情が違うのだ。結婚によってより大きなメリットを受けるのは、寿命という点では、明らかに男性の方である。女性にもメリットがあるが、男性ほどではない。逆に配偶者をどういう形であれ失ったとき、大きな打撃を受けるのも、男性の方である。

先述の通り、ターマンのサンプルでも、離婚は男性の寿命を顕著に縮めた。結婚が持続した人では、大部分の人が七十歳以上まで生きることができたが、離婚経験のある男性では、その割合は三分の一にも満たなかった。再婚することは、寿命が短くなるのをある程度防いだが、その効果は十分ではなかった。再婚した人でも、結婚が維持された人よりも、平均寿命が短くなった。それどころか、ずっと独り身でいた方が、離婚したり再婚するより長生きできたのである。

この結果は、先に触れた別の研究結果とも符合するものだ。独身が、男性の寿命を短くする影響がみられるのは若い頃から中年期までで、六十五歳以上で独身だった人では、むしろ死亡率の上昇はあまり認められなくなる。

ターマンのケースは高齢になるまで八十年にわたって追跡調査が行われたので、若い頃に独身でいた影響と、老齢になるまで独身でいた影響を区別して捉えることができたのだ。

では、女性の場合はどうだったか。女性も、安定した結婚を維持した方が寿命が長くなる傾向があったものの、その程度は男性に比べるとわずかであった。逆に、離婚をした場合も、男性のように再婚しなければ、早死にするということもなかった。離婚後、再婚しないまま独身で過ごした女性は、安定した結婚生活を続けた女性と、ほとんど変わらない寿命を全うすることができたのだ。むしろ、離婚、再婚と結婚を繰り返した女性の方が、寿命が短くなった。

離婚して独り身の暮しになっても、その悪影響は男性に比べるとはるかに小さいのである。

また、ずっと独身を続けた女性の場合も、その寿命は、安定した結婚生活を一度だけ送った人よりも短いものの、二度以上結婚した女性よりも長くなった。後家を貫くのも、独身を貫くのも、女性にとってそれほど悪い選択肢ではなく、波乱に富んだ恋多き人生に憂き身をやつすよりも長寿につながるのかもしれない。

ただし、生物学的に言えば、彼女たちはまだ女性としての可能性を待ち続けていたとも言え、それゆえ老いを遅らせた面もあったと考えることもできるだろう。それは喜ぶべきことと言うよりも、切ない犠牲の結果とも言えるだろう。

離婚しやすい人の共通点とは?

このように結婚がうまく維持されるかどうか、離婚に終わってしまうかどうかによって寿命までも左右されるとすると、長生きするためには結婚生活を成功させることが大切になる。

いくら頑張って運動やダイエットに励み、半年に一回人間ドックを受け、健康食品やサプリメントを山ほど摂取したところで、パートナーとの間がガタピシして離婚するようなことになれば、死亡の危険は大幅に上昇し、健康のための努力など帳消しにされてしまう。

長生きしたければ、良い配偶者を選び、安定した結婚生活を営むことが一番なのだ。しかし、選んでしまった配偶者を今さら変えようとすると、それこそ離婚、再婚という大事に取り組まねばならず、その心労によるストレスで何年も寿命を縮めることになる。

離婚については、配偶者の性格のせいにしたくなる気持ちももっともだが、その前にわが身を振り返ってみる必要がある。

もし自分自身にパートナーとの間がぎくしゃくしやすい性格的な問題があるのだとしたら、何人パートナーを替えたところで、同じことの繰り返しになりかねない。そのことに気づく頃には、人生が終わってしまう。

では、離婚しやすい人には、何らかの共通点や似通った性格というものがあるのだろうか。パートナーとの関係が安定しないのは、パーソナリティのどこかに欠陥があるのだろうか。逆に、安定した結婚生活を維持するためには、どういうパーソナリティが望ましいのだろうか。そうしたパーソナリティを手に入れるために、われわれにできることが何かあるのだろうか。

ターマン-フリードマンのデータは、そうした疑問にも、八十年という時間の重みがもつ正確さで答えてくれる。

膨大なデータが明らかにした一つの事実は、親の離婚という事態に遭遇したことがない人の方が、安定した結婚生活を営みやすいということだ。他の多くの研究によっても裏付けられた事実だが、親の離婚という目に遭った人では、その人自身が離婚するリスクが高くなってしまうのだ。この傾向は、ターマンのサンプル以外の研究でも報告され、よく知られた事実である。

この事実を、精神医学の最新知見で捉え直すならば、親の離婚が子どもの愛着にダメージを与え、子どもの愛着スタイルが不安定なものになることによって、離婚のリスクも増えてしまうと理解することができるだろう。

不安定な愛着は、近年の研究で明らかとなった離婚のリスクファクターでもある。不安定な愛着スタイルの人では、離婚のリスクが約二倍になるとされている。

幸せな結婚や不幸な離婚という結末も、決してその人の人生において、結婚ということにのみ起きた出来事ではなく、その人の人生に前々から備わっていた特性が、一つの形として表れたものに過ぎないということが示唆されるのである。つまり、幸福な結婚をしたからその人は幸福なのではなく、また、不幸な結婚をしたからその人は不幸にも離婚をせざるを得なかったのではなく、幸福な結婚をした人は、結婚をする何年も前にすでに幸福であり、安定した愛着スタイルをもち、また、不幸な離婚を味わう人は、結婚をする何年も前からすでに不幸であり、不安定な愛着スタイルをもっているという傾向が認められるのである。

つまり、幸福は幸福を呼び寄せ、不幸は不幸を招くという悲しい事態が、現実に起きやすいことを教えてくれるのである。

それもまた、安定した愛着をもっていたか否かが、その人の安心感やストレス、ポジティブかネガティブかといった心持ち、いうなれば幸福感を左右するだけでなく、結婚や子どもとの関わりといった親密な関係性において、より大きな決定因子となるということを考えれば、すべて腑に落ちることなのである。

ただし、不安定な愛着スタイルの持ち主でも、安定した結婚生活を送り、幸福を手に入れる人もいる。安定型の人より、その割合は小さいが、不幸を幸福に変えていける人も確かに存在するのである。不幸の連鎖を食い止めるには、どうすればよいのかについては、後で触れたい。

パートナーを頻繁に替える人の深層心理

安定した結婚生活を維持できた人の特徴的なパーソナリティについてはどうだろうか。

そうした人では、子ども時代に、勤勉で誠実で真面目な性格が認められた。慎重で、責任感が強い子どもは、成長してから、安定した結婚生活を営みやすかったのである。

勤勉性、誠実性が長寿に有利な条件だったことを思い出していただきたい。離婚がその人の命を縮めるのは、離婚による直接間接のダメージもあるが、離婚しやすい人に元々備わっている性格が、寿命を縮めてしまっている面もあると言える。衝動的で欲望や気分に流されやすく、目的をもって計画的に行動することができないことが、離婚するという事態を招き寄せやすいだけでなく、離婚した後のダメージや生活の混乱を一層ひどいものにしてしまう。飲酒や依存的な行動から、わが身を守ることが難しくなり、歯止めを失くしたように、悪癖に耽り、健康も損ねることになる。

さらに考慮しなければならないのは、離婚が愛着に及ぼす破壊的な影響である。たとえ安定した愛着の持ち主であった場合にも、配偶者の裏切りや攻撃といったことから離婚にまで至ってしまう場合には、その過程で、その人の愛着スタイルも深刻なダメージを受けるのが通常だ。人に対する信頼感も安心感も、配偶者のことを心から信じ、安定した絆によって結ばれていた頃と同じというわけにはいかなくなってしまう。

愛着のダメージは、配偶者との関係において起きたものであっても、それが他の対人関係にまで及んでしまうのが通例だ。一度手痛い別れや離婚を経験した人では、通常すぐに他の誰かを心から受けいれようとは思わないものである。元々愛着が安定した人ほど、そうであることも多い。それは愛着が傷を受け、他の人を求めようとは思わなくなるためだ。

だが、中には一人の人と別れると、すぐに代わりの人とくっつき、その人に支えを求めようとする場合がある。その場合は、元々不安定な愛着を抱えていると考えた方がよいだろう。見捨てられる前に先手を打って、自分から切ったり、他に走ってしまうという場合もある。そうすることでしか、その人は自分を守ることができないのだ。愛着の傷を抱えているがゆえに、別れということに耐えられないのだ。

自分が味わった失望を、また別の人を理想化することで誤魔化そうとするのだが、その誤魔化しに自分では気づかない。新しい〝救世主〟も、いずれ同じ運命をたどるだけなのだが。その人は、常に理想の人を求めながら、失望を繰り返すということをしている。

もとをたどれば、それは親から安定した愛情や関心をもらえず、親に対して味わった失望を取り戻そうとし続けているということなのだ。愛着の傷をどうにか埋めようとして、また傷を受けるということを繰り返しているのが、このタイプの人の人生なのである。

愛着が元々安定している人でさえ、離婚は大きなダメージとなる。元々不安定な人では、それをいくら誤魔化そうと、やはり傷が再現してしまうことは避けがたく、もっと大きなダメージを受けることになる。その結果、愛着が一層不安定となり、自分に対しても人に対しても、未来や世界に対しても、確かな感覚をもつことができなくなり、空虚や自己否定を埋めるためにさまざまな嗜癖行動や自己破壊的な行動に走ることになる。それが、健康を害し、寿命を縮めてしまいやすいのは、容易に理解できる成り行きだ。

命が縮まるリスクを克服するには

不幸な養育環境のため不安定な愛着を抱えてしまったり、もって生まれた気質のため計画的で勤勉な行動が苦手な人は、どうすればリスクを減らすことができるだろうか。また、すでに離婚して愛着に深手を負った人や、何度も結婚を繰り返している人は、自分が抱えた命を縮めてしまうリスクをどうやって最小限に食い止めることができるだろうか。

その場合に一つの示唆を与えてくれるデータは、離婚し、再婚した人では、再婚期間が長くなればなるほど死亡率の上昇が抑えられ、寿命が延びるということだ。このターマンのサンプルから得られた結果は、もっと後の世代を対象とした他の研究での、結婚期間が長いほど、離婚期間が長いほど、ことに男性では寿命が延びたり縮んだりするという結果と符合する。

このことは、子ども時代においては愛着スタイルを決定するうえでもっとも重要なのが、幼い日の母親との関係である一方で、大人になってからはそれを左右する最大の因子は、配偶者との関係だということとも直結した話である。安定したパートナーとの関係を維持することと自体が、不安定な愛着を癒し、安定したものに変えていくし、その逆も起きるのである。

不安定な愛着を修正するために愛着を安定化させろというのは、同語反復の循環論法ではないかと思われる人もいるだろう。実際、それは因果の連鎖が際限なく続いてしまう悪循環のサイクルであり、止めようもないと思われるかもしれない。だが実際には、この悪循環は止めることができるのだ。

悪循環のサイクルが止まらないのは、一つには愛着が不安定な人は、同じように愛着が不安定な人をパートナーに選んでしまうことが多いからである。同じような傷を抱えている人に安らぎや共感を覚えてしまうのだ。

もう一つは、愛着が不安定な人に関わっているうちに、愛着が安定していた人も、愛着が不安定になることが少なくないからだ。

では逆に、愛着が不安定だった人が安定した愛着を得る場合には、何が起きるのか。そうしたケースに共通することは、不安定な愛着の人の揺さぶりに動ぜず、変わらない関係を維持し続けるということである。

そうした場合にも、二通りある。一つは極めて愛着の安定した人が、不安定な愛着の人の揺さぶりにもまったく動ぜずに、支え手になり続けるという場合だ。

そしてもう一つは、愛着に不安定なところを抱えた人が、愛着が不安定な人を支えるという役割を果たすことに生き甲斐や意味を見出すことで、自分の愛着の傷だけでなく、相手の愛着の傷も癒してしまうという場合だ。

前者の場合は、支え手は誰にとっても安定した存在であり、愛される存在だと言えるだろう。しかし、そうでなくてもよいのだ。後者の場合には、支え手は不安定な面をみせることもあるが、その人との関係においては献身的で、責任ある存在なのだ。まるでその人に対しては良き保護者のように振る舞い、世話にいそしむのだ。そして、愛情をかけ世話をすることが相手の愛着の傷を癒すだけでなく、自分自身の愛着の傷を癒すことにもなる。なぜなら、それこそが幼い頃に本来保護者が施すべきことを怠った部分であり、それを取り戻すには、自分が愛情深く世話をされるか、逆に自分が親となって世話をするかなのである。立場を入れ替えても、同じような効果が得られるのは、愛着とは相互的なものであり、子どもだけを益するというより、親にとっても恩恵をもたらす互恵的な関係だからである。

長もちする関係が長寿につながる

では、どういうパートナーと結ばれるのが、長寿につながるのかということになろう。もっとも優先されるべきは、安定した愛着を維持できるかどうかということになる。結婚生活が良好な状態で長く保てるほど、幸福であるだけでなく、寿命を延ばすことにもつながるからだ。

安定した愛着を維持できるかどうかは、一年も付き合えば、ほぼ予測が立つ。一歳の時点での母親との愛着の安定性で、その後の愛着の安定性を七割がた予測できるのと同じ原理だ。

一、二年付き合って、毎週のようにケンカをしたり、揉めているようなら、その関係は到底、長い風雪に耐えて維持されるのは難しいだろう。維持されるとしても、多くの犠牲を払うことになるだろう。

普段は安定している人が、その人と付き合い始めて不安定になったという場合には、まず良くないサインと解するべきだ。逆に、普段は不安定なところのある人が、その人と付き合い始めて別人のように安定するという場合もある。これは良い兆候だと言えるだろう。ただ、あまりに短期間の付き合いでは、愛着が本当に安定しているかどうかがつかみ切れない場合もある。恋愛だけの段階から、持続的な愛情である愛着の段階に移行するかどうかが、一つの見極めのポイントだ。そのためには少なくとも一、二年の見極め期間が必要だろう。

それで、その場限りの楽しみや性愛にしか関心がないようであれば、その関係の未来は暗いと言わざるを得ない。一緒の暮しや子どもをもつこと、ともに取り組む将来の夢といったことに関心が発展していけば、二人の間に愛着が育まれていると言えるだろう。また、思いやりのない態度や気まぐれな傾向、過度に依存的な傾向や逆に過度にクールな傾向も、不安定な愛着を示唆するものだ。

ずっと年上の異性と結婚すると、寿命が縮まる？

愛情に年齢など関係ないというが、パートナーの年齢や年の差は寿命に関係するのだろうか？　驚くべきことに、その答えはイエスである。

ドイツのマックスプランク人口統計研究所が、デンマークの夫婦二百万組のデータをもとに行った調査によると、ずっと年上の女性と結婚した男性は死亡リスクが増大したが、逆に自分より七〜九歳若い女性と結婚した男性は、死亡リスクが一一%減少したという。

女性では、少し事情が違う。ずっと年上の男性と結婚した場合、男性同様、寿命が縮まる傾向が認められたが、自分より七〜九歳年下の男性と結婚した場合も、寿命が延びることはなく、逆に死亡リスクが二〇%も高まったという。

男性では若い女性と結婚することが、寿命には好影響を及ぼし、女性では年齢の近い男性と結ばれることが、健康に良いということになろう。

ただし、それはあくまでも一般的な傾向だ。ミステリーの女王として名高いアガサ・クリスティは、三十九歳のとき中東旅行で十四歳年下の考古学者のマックス・マローワンと知り合う。アガサは前々年に離婚し、娘をイギリスの自宅に残しての旅だった。ところが、娘が急病になったという連絡がもたらされる。そのときマックスは、ロンドンまでアガサに付き添ってくれた。幸い娘の病気は回復し、マックスはアガサにプロポーズする。

マックスからの求婚に最初は戸惑ったアガサだが、やがて彼の愛を受けいれる。結婚してから八十五歳で亡くなるまでの四十五年間、二人は稀に見る幸福な結婚生活を送ることができた。マックスが学究肌で、ギラギラしたところがなく、肉体的なつながりよりも精神的な満足を大切にしたことも、アガサにとっては好都合だったのかもしれない。

マックスは、アガサの死の二年後、彼女の後を追うように亡くなっている。

チャップリンはなぜ長生きできたのか

先の章で触れたチャップリンの例は、その意味で実に考究すべき点が多いケースだと言える。

両親は早くに離婚し、母親だけに育てられたが、その母親も十二歳のときに精神病にかかってしまう。貧困と愛情不足、精神的にも不安定な最悪の境遇で育ったチャップリンは、当然深刻な愛着障害を抱えていた。ロリコンや再三繰り返される離婚は、不安定な子ども時代をひきずるがゆえのことであった。

そうした彼が、当時の多くのコメディアン同様に飲酒に溺れ、早死にしていても何ら不思議はなかった。だが、彼は女で失敗を繰り返したにもかかわらず、長寿を全うすることができた。なぜなのか。

その理由の一つは先にも述べたように、チャップリンが仕事に対して極めて勤勉であり続けたということだ。彼は常に映画のことを考え、その点に関しては、努力を怠ることはなかった。彼が父親と違って飲酒に溺れずに済んだのは、この仕事に対する勤勉さがあったからだった。

もう一つは、最後の結婚がとても幸運なものであったことだ。五十四歳のチャップリンが、最後の妻となる女性ウーナ・オニールに出会ったとき、ウーナは十八歳の小娘だった。誰が見てもうまくいくはずがないと思われた結婚は、極めて幸福なものとしてチャップリンの死まで三十四年間も維持された。ウーナとの間には五人の子をもうけ、仕事の面では苦難に満ちた後半生だったにもかかわらず、私生活の面では非常に安定した暮らしを謳歌したのである。ウーナとの結婚によってチャップリンは、不安定な愛着という人生最大の課題をついに克服し、早死にする危険を避けることができたのだ。

二人の結婚が成功した鍵は、ウーナの父親コンプレックスにあった。ウーナは劇作家のユージン・オニールの娘だったが、両親の離婚によって父親を失い、父親飢餓を抱えていた。ロリコンのチャップリンは、ウーナにとって理想の父親となることで、互いのニーズを満たし合ったことになる。やはり求めるものが一致しなければ、パートナーシップというものは長続きしない。

将来の夫婦の健康状態は、夫の幸福度に左右される

ターマンの集めた膨大なデータは、参加者が中年期に至るまでをカバーしている。それを使えば、中年期までの結婚生活の質と、彼らが老年期に入ってからの健康状態の関係を知ることもできる。

ターマンは研究者としては実に周到な人で、あらゆるデータを丹念に集めた。当時としては、まだ抵抗の強かったセックスの頻度や満足度といったことまで、調べられる限り調べたのである。

そのデータを活用した研究から、興味深いことがわかった。年をとってからの健康状態は、結婚生活における夫婦双方の幸福度を反映するものだというところまでは予想の範囲内であった。ところが男性であれ女性であれ、その人の老年期の健康状態をより強く左右していたのは、驚いたことに妻の幸福度ではなく、夫の幸福度だったのである。

この少々わかりにくい関係を、具体的な例で示そう。あなたが男性の場合、三十代の頃、結婚生活に幸福と満足を感じているならば、年をとったとき、あなたは健康で幸福である可能性が高いのだ。逆に、結婚生活がみじめなもので不幸だと感じていれば、あなたが年をとったとき、病気がちで、不幸な晩年を過ごすことになりやすいということだ。

ところが、あなたが女性の場合、話は変わる。あなたが結婚生活に幸福と満足を感じていても、あなたが幸福な老年期を過ごせるかどうかは、かなり不確かなのだ。むしろ、あなたが健康で幸福な老年期を過ごせるかどうかを左右するのは、あなたの夫が結婚生活に幸福と満足を感じているか否かなのである。

確かに、時代的な背景もあるだろう。ターマンの研究の参加者が生きた時代には、男性が中心的な稼ぎ手であり、夫が成功するか否かが妻の経済的、社会的安定を左右し、ひいては年老いてからの健康や幸福を決定する要因となったであろう。

しかし、こうした傾向は、もっと新しい世代を対象とした研究でも認められている。夫が不幸であることは、妻が不幸であること以上に、カップルの運命に破壊的な悪影響を及ぼしていたのだ。

その典型は、DVだろう。夫は腕力でまさり、激しい攻撃性を備えているがゆえに、それが暴発したときには被害が大きい。

その場合、自分が幸福だと感じて、DVをする人はあまりいない。自分がないがしろにされたと思って不幸だと感じ、相手に仕返しに痛みを味わわせようとし、あるいは力で相手をねじ伏せようとするのである。

夫が不幸だと感じることは、妻にとっても不幸な事態を生んでしまう。それでDVだと夫を非難しても、なかなか事態は改まらない。そもそも問題の根源は、夫が不幸なことにあるからだ。不幸の原因は、妻とは無関係なことかもしれない。妻と知り合うはるか以前から、不幸を抱えていたという場合が多いだろう。

夫は、妻に不幸から自分を救ってもらうことを期待したに違いない。しかし、救ってくれるどころか、ないがしろにされたり貶められたと感じたとき、DVが始まるのだろう。夫は現実の妻というよりも、夫自身が抱えている不幸と闘っているのである。または、彼を不幸にした親と闘っているのである。妻が、親とは違って自分を愛してくれると思ったのに期待外れだとわかったことへの怒りからの暴力なのである。

結局、DVの夫は不安定な愛着を抱え、それに自分自身が振り回されているのだ。そこにたまたま通りかかったのが妻で、巻き添えを食ったというに過ぎない。

しかし、違うシナリオの可能性もあったのだ。二人がまったく違う人生を歩むことも可能だったのだ。先ほどの結論は、まさにそのことを教えているとも言えるのだ。

夫が幸福だと感じ、結婚生活に心からの満足を覚えるような関係を築くことができていたら、夫はもっと安定し、もっと社会で活躍し、その恩恵を妻や子にもたらしていたかもしれない。

だが現実は、夫は自分の不幸を妻のせいにし、妻は夫の不当な非難や要求にもう耐えられないと感じている。妻が自分を守ることを優先しようとした瞬間、すれ違いは決定的となる。夫は自分を後回しにされたことに怒りを覚え、無視や暴力や裏切りで応じようとする。

セックスもまた然《しか》りだ。セックスの歓びは愛着の安定性に左右され、ことに不安定な愛着は女性のオーガズムの阻害要因となることがわかっている。男性の歓びの多くが女性を歓ばせることから生じるとすると、妻が歓びを味わえないことは、夫にとっても不幸である。ちなみに、より高い頻度でオーガズムを味わうことができた女性は、そうでない女性に比べて、長生きする傾向が認められた。それは、夫もまた幸福で、満足を味わっていたことを意味するだろう。互いの性的な満足と幸福な結婚は、晩年の健康と長寿をもたらすのである。

第八章　成功や達成感は寿命に影響するか

のんびり生きれば長生きできるか

働き過ぎはよくない、ストレスは敵だ、頑張らない生き方といったスローガンが、今ではすっかり浸透している。頑張って成功するよりも、のんびり人生を楽しもうという掛け声も、よく耳にするものだ。

その説に従えば、成功を目指して日夜努力し、無理を重ねることは、寿命を縮めるだけだということになる。成功など収めずとも、ストレスと無縁にのんびり暮らした方が長生きできることになる。

ところが、ターマン－フリードマンの研究が明らかにしたことは、それとは正反対な事実だった。実際に長生きしたのは、ストレスと無縁にのんびり暮らし、成功など眼中になかった人ではなく、たゆまず努力をし、成功を手にした人だったのだ。頑張った人の方がはるかに大きなストレスを受けていても、それがそのまま寿命を縮めるという単純な結果にはならなかったのだ。

実際、仕事において成功した人は長生きする傾向がみられ、早死にする危険が少なかった。ターマンの研究のサンプルに選ばれたのは、いずれも成績優秀な将来有望な子どもたちだったが、三十代も終わる頃までには、成功不成功の差がはっきりとついていた。三十代に職業的にもっとも成功したと判定された五分の一の人と、もっとも不成功な状態にあると判定された五分の一の人で、寿命を比べると、五年もの差が生じたのである。成功の度合いに応じて、寿命は長くなる傾向がはっきりとみられた。

仕事における成功、不成功が、後々の健康状態や寿命までも左右したのである。

そこで再び浮かび上がるのは、なぜこのような差が生じるのかという疑問である。

ターマンの研究のサンプルに選ばれたのは、いずれも中産階級出身の優秀な子どもたちであり、彼らの育った社会経済的境遇や栄養状態、教育環境、受けられる医療サービスに、それほど顕著な差があったとは考えられない。職業的成功と長寿がなぜこのような明瞭なつながりを示すのだろう。

一つには、元々成功しやすい素因は、同時に長寿につながる素因でもあるという可能性がある。

頑健で活動的な肉体の持ち主であることもその一つであろう。また、先にも長寿の予測因子として見出された勤勉性や誠実性が、長寿だけでなく、成功にもつながることは容易に察せられよう。

実際、成功した人は、不成功に終わった人よりも勤勉な傾向がみられた。勤勉な努力家は、成功のチャンスが多かったのだ。

勤勉性は、特に人生がうまくいかなかったとき、身を守ってくれる防御因子となった。ターマンのサンプルで、社会に出てからうまくいかなかった人でみると、子どもの頃、勤勉で真面目な性格だった人では、たとえ人生が不如意なものであっても、死亡率の上昇があまりみられなかった。ところが、子ども時代に、勤勉さや真面目さに欠けていた場合には、うまく成功が成し遂げられなかったとき、死亡率の顕著な上昇がみられたのである。勤勉さにも欠け、仕事もうまくいかなかったターマンの子どもたちでは、六十歳になる前に亡くなってしまうことが多かったのだ。勤勉であることは、逆境にも強いということだ。

野心は体に悪いのか

高い野心の持ち主が成功しやすいことも、よく知られた事実である。野心があたかも悪であり、人間性を損ない、健康を害するかのような見方が強調されることもある。たとえば、山崎豊子の小説『白い巨塔』は、野心家の外科医である財前が教授にまで昇り詰めたものの、その驕《おご》りから医療ミスで裁判に巻き込まれ、自らも胃ガンに蝕まれて破滅していくというストーリーだ。そこには人間の野心を醜いもの、他人を情け容赦なく蹴落とすエゴイスティックなエネルギーとして捉え、それに破滅という罰を与えることで、読者にカタルシスを覚えさせるという構図がある。

だが、財前が教授になろうとして奮闘努力したことは、そんなに悪なのか。財前自身は貧しい母子家庭の出身で、貧困や逆境を撥《は》ね除《の》けるために大きな成功への野心を心の原動力にして、刻苦勉励したとも言えるだろう。そうした彼を「悪者」とみなし、その転落に読者が胸のすく思いを味わうとしたら、むしろそれを仕組んだ作家の方に歪《いびつ》な〝悪意〟がひそんでいるとも言える。

野心をもたない無欲な登場人物を併置して、そちらを賛美する気持ちを読者に催させる。それに比して、野心家の主人公は、唾棄《だき》すべき人間とみなされる。

ニーチェは、こうした大衆の心の動きを「ルサンチマン（怨嗟《えんさ》）」と呼んだ。財前の破滅を心の中で喝采《かっさい》するのも、ルサンチマンのなせる業だと言えるだろう。人の心の中に成功者の失敗を喜ぶところがあるのは否定しがたい事実であり、それゆえルサンチマンを煽《あお》り立てることが小説やドラマの人気を博することにもつながるのだが、だからといってルサンチマンによって歪められた見方を真実だと思い込むのは早計だ。

現実には、財前のように苦労と努力を重ねてのし上がった成功者は、それほど悪人でもなければ、それほど非人間的な存在でもない。とりわけフリードマンらの研究が示すところによれば、病に早く倒れるということもない。むしろ、彼らは健康と長寿を享受する。ドラマや小説より面白くないことだとしても、それが現実なのである。

そして、もっと驚くべきことは、子ども時代に成功へのモチベーションの高かった人では、あまり成功しなかった場合にも、死亡率が抑えられる傾向にあり、逆に成功へのモチベーションの乏しかった人では、人生が不成功に終わったとき、もっとも高い死亡率を示し、早死にする傾向が認められている。

だが、もっとも長生きすることのできたのは、成功へのモチベーションをあまりもたずに成功した人だった。ただし、そうした人の割合は、成功へのモチベーションをもって成功した人よりもずっと少なく、非常にラッキーな人たちだということも忘れてはならないが。

要するに、成功に向かって努力するわけでもない〝無欲な〟タイプの人が、実は人生の浮沈にもっとも左右されるという皮肉な結果が示されたのだ。これもまた人間性の深い真実なのかもしれない。

学歴よりも向上心が重要

先のノートルダムの修道女を対象にした研究によると、高い言語能力や高い教育を受けた人ほど、健康で長生きする傾向があった。ターマンのサンプルを対象にした研究でも、学歴の高さは寿命に多少プラスに働いていた。ターマンの研究対象となったのは、いずれも優秀な子どもたちだったが、さまざまな要因で彼らの間にも学歴差が生まれた。ハイスクールを卒業しない者もいれば、大学や大学院を卒業する者もいた。まだ高学歴の人が少なかった時代でもあり、学歴が職業的な地位や安定、収入を左右し、健康や寿命にまで影響したとしても不思議はないだろう。

しかし、そうした時代に生きたにもかかわらず、学歴以上にその後の健康や寿命を左右する因子があった。それは高いモチベーションであり、忍耐力であり、どれだけ目的を達成できたかである。

知性や学歴はそれほど寿命を左右しないが、むしろ重要なのは、向上心をもって学び続け、より高い熟練や達成に向けて自分を磨き続けることだった。

上に立つ者は長生きする

興味深いのは、上に立つ者の方が、その部下として使われる者よりも長生きする傾向があるということだ。たとえばオーケストラの指揮者は、楽団員よりも長寿の傾向がある。会社の社長も、雇用人より長生きする。大きな責任と重圧を受けているはずだが、ストレスで命を削っていたのは下っ端の方だったのだ。

サルでも、ボスザルとランクの低いサルで比べると、脳内の機能が違うことが知られている。ボスザルではセロトニンという神経伝達物質の受容体が豊富で、セロトニンの働きが活発である。逆にランクの低いサルほど、セロトニンの働きが低下している。

セロトニンは不安をコントロールするうえで不可欠な役割を果たしている。セロトニンの働きが悪いと不安が強く、おどおどびくびくして小さくなってしまう。うつにもなりやすい。逆にセロトニンの働きが活発だと、堂々として誰に対してもビビることがない。セロトニンの働きが活発なことはストレスや不安を撥ね除け、敵と対峙しても怖気づかず、気合負けしない心理状態を作る。

オーケストラという集団であれ、会社という組織であれ、トップに君臨することは、ボスザルの精神状態にその人を置く。すなわちセロトニンの活発な働きによって、不安を撥ね除けてしまうのだ。責任という重圧がかかろうと、それをストレスとも思わないほどの防御メカニズムが働いている。達成感や充実感、賞賛や尊敬といったより大きな報酬を得ることもできる。結果的に、彼らは下っ端よりもはるかに大変な仕事をこなしたはずなのに、健康と長寿を享受することができるのだ。

ヘルベルト・フォン・カラヤンは、ベルリンフィルに三十年にもわたって君臨し、音楽的にも商業的にも、もっとも成功した指揮者だと言えるだろう。重責と持病の脊椎疾患や脳梗塞の後遺症に苦しみながらも、八十一歳まで生涯現役で働きとおした。彼の生涯を貫くのは、驚くべき勤勉さと計画的な努力である。彼は音大の学生だった頃から、極めて真面目な学生として知られていた。

その一方で、スピード狂として知られ、スポーツカーでは飽き足らずに、自家用ジェットを自ら操縦し、アルプスの急斜面を猛スピードで滑降した。カラヤンの中には危険とスリルを求める気質があったわけで、そうした気質も、勤勉で計画的な努力と併存し得ることを教えてくれる。もちろん後者の面をもっていなければ、カラヤンはただの命知らずな人間で終わっていたかもしれない。

カラヤンにも長い下積み時代があり、表舞台に立つまでには、二十年にもわたる忍耐と努力の日々があった。小さな劇場でオペレッタの指揮をしていたこともあった。しかし、そんな経験からも彼は学び続けた。どんなことも、「またとない教材」と受け止めたのである。そうした態度は、人間的な成長に役立っただけでなく、余分なストレスを減らすことにも寄与したに違いない。

上に立つと、その重圧から人柄が悪くなり、健康までも害してしまう人と、逆に伸び伸びと大らかに責任を楽しめる人がいる。前者の場合は、大抵、怒ってばかりで、うまくいかないことは全部部下のせいにしてしまう。後者の場合は、謙虚さを失わず、部下の反応やうまくいかないことから学ぼうとする。そうした度量の大きさが、リーダーとしての成功不成功のみならず、自身の健康や寿命を左右することになる。

とはいえ概して言うと、エグゼクティブと一般社員のストレスを比べた研究によれば、エグゼクティブの方が、ストレス・レベルが低いという結果が示されている。平均寿命で比べても、やや古いデータではあるが、会社役員の寿命は、四・三年ほど平均よりも長いという結果が示されている。その重責ゆえに、社員の給料に比べて法外に高い役員報酬を得ているわけだが、実はストレスの方は報酬とは逆に軽いのだ。これもまた大衆のルサンチマンからすると面白くない現実かもしれない。

ただ、重責も度が過ぎると体に悪い。アメリカ大統領になることは、寿命を五年ばかり縮めてしまう。もっともそこには暗殺のリスクといった要因も含まれている。

別の研究では、職業的な技術レベルと死亡率の関係を調べているが、技術の熟練度や専門性が高い仕事の人ほど死亡率が低下する傾向を示している。管理職よりも、専門職の従事者で、さらに死亡率が低い傾向を示す。

仕事よりも人間関係のストレスが大きい

働いている人なら誰でも感じていることだろうが、仕事自体よりも、上司や同僚からのストレスの方がはるかに大きい。上司との関係が悪い人では、健康上の問題を引き起こしやすく、同僚との関係が悪いことも健康に有害だ。このことは多くの調査によっても裏付けられている。

トップに立つ者のストレスが減る要因は、この点にあるだろう。中間管理職は上と下から挟まれて大変だが、そこを突きぬけてトップに立ってしまえば、もう誰に対してもペコペコする必要がない。

対人関係でのストレスを減らすことが、健康と長寿につながることになる。だが、誰でもトップやエグゼクティブになれるわけではない。それゆえ、上司や同僚が少々変な奴でも、うまくやっていくしかない。ストレスを増やさない付き合い方をする必要がある。どういう点に心がければストレスを減らし、健康と長寿につながる生活を送れるのだろうか。

この疑問にも、ターマンのサンプルは明確な答えを出している。

他人の些細な点にも敵意をもって反応するような人は、早く健康を害して、早死にする運命にあった。長生きした人は、他人に対して批判的にならず、言い争いを避け、自分のやり方や考えにこだわり過ぎない人だった。要するに、他人に対して寛大で柔軟な人が、健康で長生きできたのである。それは言い換えれば、ストレスを減らす生き方とはどういう生き方かを明確に教えてくれている。

合わない仕事は命を縮めるのか

自らその仕事を選んだ人は、成り行きでその仕事をするようになった人よりも、より高い満足を覚える傾向がある。また、より高い野心をもち、絶えず向上しようと努力した人は、引退が近づいたときに、より高い満足を覚えるという。実際、着実に昇進を重ね、安定したキャリアを築いた人は、不安定に勤め先を替え、転々とせざるを得なかった人よりも、健康で長生きする傾向が認められる。

そこで多くの人が悩むのは、多少合わなくても、安定した仕事を続けるのが良いのか、それとも合わない仕事には見切りをつけて、もっと合う仕事に替わった方が良いのかというジレンマだ。

ターマンのデータの驚くべき点は、そうした疑問にも答えることができるだけの膨大な記録を、個々のサンプルについて収集していたということだ。そのデータをもとに、さまざまな研究を行うことができる。

たとえば、職業適性と実際に彼らが就いた職業との適合性と、その後の健康状態や寿命の関係を調べることができるのだ。個々のサンプルの子ども時代のデータをもとに、その人に合った職業適性を専門家に判定してもらう。もちろんその専門家は、その人が実際にどんな職業に就いたかは知らない。職業適性検査とか職業判定が、最近、盛んに行われるようになったが、それを過去のデータを掘り起こして行うわけだ。そのうえで実際に就いた職業と一致する度合いを比べる。

では、適性がある仕事に就いた人の方が健康で、長生きできたのだろうか。端的に言って、答えは必ずしもそうではないということだった。

唯一適性がある職種に就いた方が寿命が延びたのは、他者を援助する奉仕的な職業（看護師、教師、カウンセラー、牧師など）に向くと判定されたタイプの人がそうした職種に就いた場合で、その場合には他の職種を選んだ場合よりも長生きした。

しかし、全体的にみると、適性があるかどうかは、あまり寿命に関係しなかった。逆にある方が短命になる場合もあった。それはビジネスや事業に適性があるとされた人がその領域の仕事に携わった場合で、説得力があって押しが強くて営業向きと判定された人が、実際に営業マンやビジネス・マネージャーとなった場合は、命を縮めやすかったのである。むしろ、そういう特性をもっていても、他の領域に進んだ方が寿命が長くなった。

その人に備わった性質と職業が一致した場合には、その仕事に伴いやすい悪い面も強化されてしまいがちだ。適性があるがゆえに、その仕事にのめり込み、オーバーワークになりやすいということも考えられる。

研究的職業や技術的職業、実務的職業に適性ありと判定された人のみならず、芸術的職業に向くと判定された人でも、実際にその職種に就いたからといって寿命が延びるわけではなかった。

適性がある職種とは少し違う職種に就いた方が、その人の幅を広げ、人間としてのバランスを良くするということも、しばしば経験する。得意なことだけをするということは偏りを増し、そのこと以外には適応能力を失っていくという事態にもなりかねない。時代は絶えず変動している。時代のニーズもどんどん移り変わっていく。あまりに狭い適性に自分を限定してしまうことはリスクでもあるのだ。

適性と思われたことが、年とともに変わっていく場合もある。若い頃の適性だけで判定することが、本当に妥当なのかという問題もある。人間の一生は長い。二十代、三十代だけで終わるわけではないのだ。中年になると、能力の特性も変わってくる。

実際、寿命を大きく左右したのは、適性があるかどうかよりも、その仕事で成功したかどうかであった。しかも、成功不成功を分けるのは、必ずしも適性があるかどうかではなかった。もっとも大きな決定因子は、慎重さや信頼性、忍耐力といったものが備わっているかであり、それは先に勤勉性として述べた特性とも重なる。

今の仕事が自分に向かないのではないかと、あまり思い悩む必要はないのだ。適性の有無を案じるよりも、勤勉に努力しているかどうかこそが成功できるかどうかを、そして長きにわたる健康や寿命さえも左右するのだということを覚えておいてほしい。

勤勉で生産的な人生が長寿をもたらす

うつ病や自殺、過労死といったことが社会問題化する中で、われわれ現代人は、勤勉さや真面目に働くことに対して疑問の念を抱くようになった。真面目に働けば、豊かさや幸せが得られるわけではなく、頑張れば頑張るほど自分の首を絞めてしまうだけで、報われることはないという思いが広がっている。

それならば、もっと気楽にのんびりと、競争から降りて暮した方が、ずっと豊かな人生を過ごすことができると考える人も増えている。

しかし、ターマン－フリードマンの研究が示した結果では、勤勉で目標に向かってたゆまず努力し、生産的な日々を送り続けた人の方が、気楽に目的もなく暮した人よりも健康を維持し、長生きしたということである。そうしたタイプの人の方が慎重で自己抑制に優れ、節制し、あまり飲酒しない傾向があったことも長寿に役立ったに違いない。

生産的な日々を送り続けた人は、のんびりと目的もなく暮した人よりもストレスや緊張を強いられることが多く、安楽さという点では必ずしも幸福だというわけではなかったが、それでも彼らはのんびりと平穏な人生を送った人よりも、年老いてからも元気で長生きすることができたのだ。

実際、その人の気分的な幸福度よりも、勤勉に向上心をもって努力したかどうかが、その後の寿命を左右したのである。結局一番長生きしたのは、一番楽をした人ではなく、目的に向かってたゆまぬ努力をした人だったのだ。

もちろん、この研究によって示された結果が絶対というわけではない。時代は変わる。働く人をとりまく環境はもっと激変する。ターマンの研究の対象となった人々が生きた時代には、もっと何事もゆっくりと進んでいたかもしれない。職種によっては月に百時間以上もの残業を強いられるという今日の状況は、その時代にはなかったのではないのかと思われる人も多いだろう。

確かに残業がそれほど長時間に及ぶことはなかっただろう。ただ労働時間自体が、もっと長いのが当たり前だったことも忘れてはならない。彼らが働き始めた時代には、週六日一日十時間、ときには十二時間労働も珍しくなかった。今日の基準で言えば、過労死の認定水準が正規の労働時間だった時代に彼らは生きていたのだ。

にもかかわらず、彼らの人生がわれわれに語っているのは、目的をもって勤勉に真面目に努力した者が一番成功を成し遂げ、健康と長寿を謳歌できたということである。

これは期待外れな結果と言うべきだろうか。それとも、われわれを勇気づけてくれる結果と言うべきだろうか。少なくとも前向きに人生を生きようとしている人にとっては、希望ある結果ではないだろうか。

働くことは死亡リスクを下げる

ワシントン大学の研究者たちが、興味深い研究結果を報告している。彼らの研究の目的は、肺ガンになりやすい性格というのがあるのかを調べることだった。もちろん、肺ガンの原因として喫煙が重要であることはよく知られている。そこで彼らは、タバコを吸い始めた年齢や、一日の喫煙本数という条件では差がない者で比べて、喫煙以外の何らかの因子が、肺ガンを発症する年齢と関係するかを調べたのである。

肺ガンになりにくい因子をもった人では、同じようにタバコを吸っていても、ガンを発症する年齢が遅くなると考えられる。

そうして実際にさまざまな因子がどの程度関係するかを調べてみると、もっとも強い関係があったのは特定の性格ではなく、驚いたことに仕事をしているか否かであった。しかも相関係数が〇・五を超えるという強い関連を示したのだ。仕事をしていた人は、明らかに肺ガンを発症する年齢が遅くなった。この結果は、仕事をしないのでタバコばっかり吸ってしまうことによるものではないことに注意してほしい。一日の喫煙本数については、同じレベルの人で比較しているからだ。

働いていた方が体にかかる負担は大きいはずなのに、結果的に肺ガンになりにくくなっていたのである。

カナダで行われた十一年にわたるコホート研究でも、三十歳から六十九歳の約百六十万人を対象に、調査開始の時点での就労状態とその後の死亡率の関係を調べたところ、仕事をしていなかった人では、年齢などの条件を調整した死亡リスクが、男性で三七％、女性で二七％上昇していた。死因別には、悪性腫瘍二四％増、循環器系疾患二二％増、呼吸器系疾患四五％増、事故や暴力九四％増、アルコール関連疾患一二五％増、その他の死因五九％増と、すべての死亡原因において死亡リスクの上昇を認めているが、中でも、アルコール関連疾患と事故や暴力による外因死（自殺も含まれる）が突出している。

こうした傾向は、研究開始後の六年間のみならず、研究後半の五年間においても、同様に認められた。仕事をしていない状態は、その後の生活状況のみならず、心身の健康に、長期的なマイナスの影響を及ぼすことが、この研究からも示されている。その人の健康を守るという点でも、仕事をすることは大いに有用なのである。ましてや働き盛りの時期に仕事がないことは、極めて大きな不利を強いることになる。その意味でも、その人に見合った仕事に就くことは、生存権の一部として、権利として認められる必要があるように思う。

真の生き甲斐が長寿をもたらす

労働など〝必要悪〟で、遊んで暮せるものなら、それに越したことはないと思われるだろうか。宝くじに当たって大金が手に入れば、明日から仕事など辞めて、のんきに暮したいと思うだろうか。楽しみや安楽さを犠牲にし、節制と努力へと自らを駆り立て、勤勉な人生を過ごすことは、何と殺伐《さつばつ》として味気ないことかと思われるだろうか。長生きと成功を手に入れたところで何とつまらない、面白みのない人生ではないかと彼らを憐れむだろうか。そんな退屈な人生はごめんだと思われるだろうか。

だが、ターマン－フリードマンらの研究が示したことは、たとえ苦労が増えようとも、向上しようと目的をもって働き続けた人の方が、健康な人生を全うできたということである。年老いてもなお生産的で、勤勉であり続けた彼らの人生がより生き甲斐と充実感に満ちたものだったということだ。

退屈などすることなく、彼らは自分たちの人生を最期まで生き切ることができた。彼らは人とのつながりにも恵まれ、安定した家庭をもつ幸運に恵まれやすかった。孤独で不幸せで悲惨な晩年を過ごしたのは、彼らではなく、何の重圧もない代わりに、努力や責任を避け、何の目的もない日々を呑気に過ごした人たちだった。

逆境や重責を乗り越えることは、それが乗り越えられる限り、命を縮めるわけではないのだ。むしろ困難にぶち当たろうと、克服に向けて努力し続けることが健康を守り、寿命を延ばすことにもつながるのだ。困難やストレスが寿命を縮めるかもしれないと逃げてばかりでは、かえって寿命は縮まってしまう。それに立ち向かい、克服する勇気も必要なのである。

その人の幸福感も、その後の健康や寿命に影響するが、先の章でも述べたように幸福感よりももっと影響が大きかったのは、目標に向かって努力し、意味のある達成を成し遂げているかどうかであったのだ。

第九章　社会との絆と寿命

社交的である必要はないが、人との絆は大切

ターマンのサンプルを対象にした研究から明らかとなった意外な結果の一つは、活動的であることが、ある程度長寿に寄与するのとは対照的に、明るく社交的な人が長生きするわけではないということだ。そこには社交が行き過ぎることのマイナスの影響や社交に伴う飲酒、生活の乱れといった弊害が、プラスの効果を帳消しにしてしまうということもあるだろう。人付き合いが広がれば、トラブルや面倒事の種も増えてしまうだろう。人との付き合いは、一筋縄ではいかない。

では、人付き合いや人とのつながりは大して重要ではないのかと言えば、それに対する答えもまた否である。人とつながりをもっている人の方が、長生きする傾向があることも

確かである。人とのつながりが乏しいと、認知機能の低下の原因にもなる。

孤独な環境が、アルツハイマー病になる危険を増してしまうことも報告されている。ただ興味深いのは、単に社会と形のうえでつながりがあるかどうかよりも、それが本来の絆として機能しているかが重要なのである。

人との絆がうまく機能しているかどうかの指標の一つは、その人が孤独と感じているかどうかである。シニア世代の人、八百二十三名を対象に行われた追跡研究によると、孤独と感じている人ほど認知機能の問題を引き起こしやすく、もっとも孤独と感じている上位一割の人では、アルツハイマー病になる危険が通常の二倍以上に増大していたという。この研究では、社会とのつながりが同じ程度あるケースで比べており、両者の違いは、本人が孤独と感じているか否かであった。

過度に社交的である必要はないが、人との絆を失うことは、健康と生命を著しく脅かす。実際の接触だけでなく、孤独からその人を守ってくれる、精神的なつながりがあるかどうかが鍵を握る。

それを裏付ける最たる例が、離婚し、妻や子どもを失った夫たちだろう。彼らは早死にする大きな危険にさらされている。再婚せず独身の期間が長くなればなるほど、死亡率は驚異的に高まる。離婚後十年以上、独身生活を続けた人では、死亡率は四・六倍に上昇するというデータもある。

人を生きさせるものとは？

しかし、孤独な人は、なぜそれほど命が縮まってしまうのだろうか。愛されもせず、世話もされずに暮らすことは、それほど心身の健康にダメージを及ぼすのだろうか。

確かにそれもあるだろう。だがその点をもう少し究明していくと、次のような事実が浮かび上がる。自分が愛され、よく世話をされていると感じている人は、より幸福な傾向があるものの、その後の寿命という点では、とりわけ長生きする傾向があるわけではないのだ。これは一体どういうことだろうか。失った愛は大きいが、与えられる愛の大切さに人は無頓着なのだろうか。

実はそこにはもっと奥深い意味が隠されていたのだ。人とのつながりという点において、愛されること、世話をされること以上に、もっと寿命を左右する重要な因子があったのだ。

それは、人の助けとなり世話をするということだった。人とのつながりが大事な理由は、自分が助けられるということにもあるが、それ以上に自分が誰かを助け、役に立つということが、その人に生きる力を与えるということにあったのだ。

離婚した男性が早死にしてしまうのは、愛や世話を失ってしまったということからもきているが、それとともに、家族を愛し世話をする機会を失ってしまったということにもよるのだ。

わが子を見ただけで、父親の中でバソプレシンという愛着ホルモンの分泌が高まる。わが子の世話をすれば、それはもっと高まる。バソプレシンはストレスや不安を減らし、妻子を守るために戦おうという意欲や勇気を高める働きがある。家庭をもち、子どもを育てることは、父親自身をストレスから守るうえでも役立っているのだ。

もちろん家庭や妻という、本来「安全基地」として機能する存在を失うことは、基本的安心感に深刻なダメージを与え、踏ん張るための拠り所を奪ってしまう。安全基地を、そして守るべきものを失った父親の愛着システムは二重のダメージを受ける。それが驚くべき死亡率の上昇を引き起こしているに違いない。

実際に人とのつながりがあるかどうかよりも、孤独と感じているかどうかが認知機能の低下やアルツハイマー病のリスクを左右する。この結果にしても、表面的な付き合いを保つかどうかということよりも、主体的に愛し、世話をする関わりがなくなってしまうことが根本的な問題だということを示しているのかもしれない。

愛されることや世話をされることよりも、愛すること、世話をすること、人の助けになることが生存を守るということが、理論ではなく事実として、しかも八十年という長期に及ぶデータによって裏付けられたということは、大いなる救いを与えてくれるように思う。

愛されることや人から世話をされることは、その人の努力だけではどうにもならない面がある。しかし、人の世話をしたり、助けとなることならば、その人の心がけと努力次第で行うことができる。

家族や友達、隣人との関わりにおいて、愛されることや世話をされること以上に、助けとなったり相談に乗ったり世話をしたりすることが自分の安定や健康にも寄与するのだということを知れば、あなたの周囲との関わりも変わってくるに違いない。

実際、ターマンの研究の対象者の中でもっとも長寿を享受したのは、人に優しく接し、思いやりがあり、進んで人の助けになろうとした人たちであった。エゴイスティックに自分の利益だけを優先し、思いやりや親切心に欠けた人は長生きできなかったのである。これもまた希望を与えてくれる結果だと言えるだろう。

友達や家族、隣人といった人とのつながりにおいて大事だったのは、愛されていると感じたり、楽しいと感じることよりも、ともに汗をかき、相手のために涙を流し、手をかけ世話をし、苦楽を共有することだったのである。

愛着という仕組みは、相互的な性質をもつ。誕生した瞬間より母親から母性的没頭と呼ばれる全面的な献身を受ける中で安定した愛着は育まれるが、愛情豊かに育てられた人では自らが親になったとき、自分が与えられたものを今度はわが子に与えることができる。

しかし、不幸にも母親から十全な愛情や世話を与えられずに育った結果、貧弱で不安定な愛着しか育まれないと、ストレスに敏感で傷つきやすくなり、人との関わりに苦労するだけでなく、配偶者との関係や子育てといった、もっとも密着した関わりを要する関係においても困難を生じやすい。

では、不幸にも親の愛情に恵まれなかった人は、不安定な愛着を抱え、一生苦しまなければならないのかといえば、そういうわけではない。拙著『愛着障害』や『母という病』で述べてきたように、それは克服していくことができる。

克服方法の一つは、親とは別の第三者から安定した愛情や世話を受けて愛着の傷を癒し、安定した愛着を取り戻すことだが、もう一つの方法は、自分自身が愛情や世話を特定の対象に与え続けることである。

愛着は相互的な仕組みであるということは、愛着は、愛され世話をされることによっても育まれるが、愛し世話をすることによっても活性化するということなのだ。

子育ては愛着の傷を抱えた人にとって試練でもあるが、大きなチャンスでもある。自分がされたように悪い親を再現してしまう危険もあるが、同時に自分が望んでいたような優しい親に自分がなることもできるのだ。実際、子育てを通して愛着障害を乗り越えていく人は少なくない。

子育てはハードルが高過ぎるという人の場合、子どもに関わる仕事をすることも役に立つ。血のつながりがないということがかえって気を楽にし、ほどよい距離を保つことで良い関わりをもちやすくする。子どもの中に自分自身をみることも多いだろう。子どもが味わう悲しみや喜びを通して、自分が抱えている傷をいつのまにか乗り越えていくことができる。

もっと身近で活用しやすいのは、ペットや小動物を飼うことだ。哺乳類は、まったく同じ愛着システムを共有している。われわれが種の違いを超えて、犬や猫に家族のような愛着を感じるのはそのためだ。彼らもまた、われわれに同じように愛着する。しかも、その愛着は持続的で変わらないものだ。その相互性と恒常性が、絆を一層強いものにする。そして、傷ついた愛着を癒してくれる。

鳥類も、哺乳類とは多少異なるが、やはり発達した愛着の仕組みをもっている。爬虫類や両生類に、犬や猫に覚えるような親しみを抱きにくい理由の一つは、それらの種では愛着システムが未発達なためだ。爬虫類は、飼い主と餌をほとんど区別できない。

途中から飼って世話をすることも役立つが、幼いうちから飼って育てると、さらにその効果は強力である。子育てするのと同じ〝母性的没頭〟とも言える状態を体験した人も少なくないだろう。睡眠を削ることも厭わずに、片時も離れずに世話をしたいと思う。それがあなたを癒してくれるのだ。

ただし、ペットを飼うことがその後の死亡率の低下につながるかどうかという点については、ターマンのサンプルを対象にした研究では、否という結果であった。孤独に暮している人に限ってみても、寿命を延ばす効果は認められなかった。そう考えると、やはり人とのつながりが、いかに重要で影響力をもつかということになるだろう。

子どもをもつことは寿命にプラス

自分自身の子どもをもつことは、親となった人の死亡率を低下させることも示されている。三十九歳の時点で自分の子どもがいる男性は、四十代での死亡率が、子どものいない男性に比べて六割少なかった（Lund et al., 2004）。

もちろんこれも、子どもがもてるほど元気だったから、死亡のリスクが少なくなったとも言え、子どもをもつことが死亡リスクを減らす要因になるわけではないと解することもできるだろう。

だが実際には、子どもをもち、子どもの世話をすることは、父親のストレスを減らし、元気を高めることが他の研究で示されている。そのメカニズムは心理的な効果だけでなく、生物学的な効果にもよる。子どもの世話をすることは、女性ではオキシトシン、男性ではバソプレシンという愛着ホルモンの分泌を高めるが、これらのホルモンには抗ストレス作用があるのだ。子育ては大変で、女性にとっては命を削る面もあるが、それが活力や強さを生む面もあると言える。

身近でよく経験するのは、孫をもつことや孫の世話をすることが精神の安定につながるというケースだ。

ある女性は、子どもが巣立った四十代の頃から、うつと被害妄想に苦しみ、不安定な時期を長く経験した。夫は思いやりのある優しい男性だったが、夫との関係だけでは、彼女は満たされなかったのだ。

ところが、彼女が六十歳に近づいた頃、結婚していた息子が思いがけなくも離婚するという事態になった。妻の不貞が離婚の原因だったため、息子が孫を引き取って育てることとなった。孫は、まだ幼稚園に通っていた。しかし息子には仕事があり、孫の面倒をみる人が必要だった。そこで息子や孫と同居して、彼女ら夫婦が孫の世話をすることになった。

それまで気ままに暮していたのが、毎朝早く起きて孫の食事の用意や幼稚園に通う支度をしなければならなくなった。ところが、それまで切れていたスイッチが入ったように、彼女はみごとに母親代わりとしての役割を果たし、孫を育てるとともに、彼女自身が若がえっていくかのように元気で溌剌となった。精神的な病などに苦しんでいたことがウソのように安定し、孫に愛情を注いだのだ。

子どもの世話をすることは負担になる面もあるが、それをはるかに凌ぐメリットを与えてくれるのである。

短命な画家と長寿の画家は何が違うのか

画家とは、かつては短命の代名詞のような職業であった。エゴン・シーレ二十八歳、スーラ三十一歳、モジリアニ三十五歳、ロートレック三十六歳、ゴッホ三十七歳、セガンティーニ四十一歳、ポロック四十四歳、フリーダ・カーロ四十七歳、マネ五十一歳、ゴーガン五十四歳、ベルト・モリゾ五十四歳、クリムト五十五歳、シスレー五十九歳……。

その一方で、長寿を全うした画家も少なくない。享年七十八歳のルノアールや八十六歳のモネ、九十一歳のピカソは、その代表だ。

しかも彼らは、晩年まで絵を描き続け、生涯現役だったことでも知られている。ルノアールは晩年の十年以上関節リウマチに冒され、絵筆を握ることもままならなかったが、変形した手に絵筆を括りつけ、キャンバスに向かうことをやめなかった。仕事に関しては、三人とも極めて勤勉な生活を生涯にわたって続けた。

三人とも、若い頃はそれなりに苦労をした。中でも下積みが長かったのは、ルノアールだ。三十代までは絵ではまったく暮しが立たず、友人のもとに身を寄せて、そのおこぼれで細々と食いつないだ。四十代に入ってサロンに続けて入選するようになり、ようやく芽が出た。有力な画商とも親しくなり、肖像画の注文が次々と舞い込むようになった。落選や不評という苦汁を嘗める中で、ルノアールは理想にこだわるよりも、実利を優先するようになっていた。何のメリットもない印象派展には作品を出さなくなり、注文が来る肖像画を熱心に描いた。だが、それがルノアールにふさわしい作風を生み出すことにつながっていく。

それでも、生活不安からなかなか結婚に踏み切れず、愛人関係にあった女性との間に男の子が生まれたが、正式に結婚したのは四十九歳のときだった。息子は五歳になっていた。五十三歳のとき、二番目の息子が生まれる。遅くに生まれた子どもをルノアールはとりわけ可愛がり、ルノアールにとって安らぎと活力源となった。ルノアールが引退する年になっても旺盛な創作を続けられたのは、まだ年端のいかない子どものために頑張らねばならないという事情もあったのだ。

モネの前半生も苦難に満ちたものだった。結婚を反対され、二十七歳のときに息子が生まれたが、正式に結婚できたのは三十歳のときだった。三十代も苦難の連続だった。サロンでの落選が続いたうえに、数少ないパトロンだった人物まで破産し国外に逃亡したため、その夫人や五人の子どもたちを扶養する羽目になったのだ。しかもその翌年には、妻に先立たれている。まだ三十二歳の若さだった。その後、パトロンの元夫人とモネは再婚することになる。

四十三歳のときパリ郊外のシヴェルニーに移り住み、ここで『睡蓮』の連作など数々の傑作が生まれることとなる。勤勉な仕事ぶりは、終生変わらなかった。扶養家族をもつことは、モネにとっても生きる原動力となった面が大きい。

ピカソは性的に極めて活発な人生を送った。生涯に二度結婚し、三人の女性との間に四人の子どもを作った。パリ時代の最初の恋人は、フェルナンド・オリヴィエで、その後、マルセル・アンベール（通称エヴァ）と付き合ったが、彼女は病死した。バレリーナで、貴族出身のオルガ・コクローヴァと最初の結婚をしたとき、ピカソは三十六歳だった。息子が生まれたが、自己主張の強い二人がうまくいくはずもなかった。

四十五歳のとき、十七歳のマリー・テレーズ・ワルテルと出会い、不倫関係になる。オルガと離婚しようとするが、そのためには財産を半分失うことになると知ると、その気をなくし、マリー・テレーズと愛人関係だけを続けた。オルガの死によって、その結婚から解放されるのは、三十年近く後のことである。

五十四歳のとき、娘マイアが生まれるが、この妊娠がピカソの浮気の虫を騒がせることになる。マリー・テレーズの妊娠中から、カメラマンで画家のドラ・マールとの愛人関係が始まったのだ。

六十二歳のとき、ピカソは二十一歳の画学生フランソワーズ・ジローと出会い、やがて同棲を始める。二人の子どもが生まれたが、次第にフランソワーズは支配欲の塊であるピカソとの関係に疲れ、子どもを連れて出ていった。後に彼女は別の男性と結婚。それに頭にきたピカソは、子どもを認知するために結婚してもよいともちかけ、その条件としてフランソワーズの離婚を求めた。だがそれは意趣返しのためのピカソの計略で、彼女が離婚したときには、ピカソは愛人のジャクリーヌ・ロックと再婚していたのだった。その後も、ピカソは自分を捨てたフランソワーズを目の仇にし、画家志望のフランソワーズの前途を執拗なまでに邪魔し続けた。

皮肉にもピカソは、あてつけに結婚したジャクリーヌと、死ぬまで添い遂げることになる。最後の結婚ではさすがに子どもはできなかったが、二十年近い年月を過ごすことになった。ピカソはジャクリーヌに家政婦のようにかしずかれて、不自由のない晩年を過ごすことになる。

その私生活は波乱にとんだものだったが、彼が一人で孤独に過ごした期間はほぼ皆無で、常に妻か愛人か、その両方がいて彼にかしずいた。波乱にとんだ愛情生活も、自分が愛されていると感じるためにピカソにとって必要なプロセスだったのかもしれない。

一方、仕事に関しては、彼は極めて勤勉だった。彼は朝から仕事を始めて、夕方までキャンバスの前に立った。驚くほど速い筆さばきで、他のどの画家にも真似のできない数の作品を仕上げていった。夜は仕事をせず、楽しく過ごすことに時間を使った。

第十章 命を縮めるストレスとトラウマ

ストレスから身を守るはずの体の反応が……

ストレスを受けると、それを紛らわそうとする行動が増える。その代表が、飲酒、ギャンブル、過食、買い物、ゲームといった行動だ。それによって気分を高揚させたり、傷ついた神経を麻痺させたりすることで自分を守ろうとする。

だが、その効果は一時的で、その行動が短絡的な快楽をもたらす嗜癖性の強いものであるほど、中長期的には逆にさまざまなデメリットを生じることになる。ほどよい気晴らしのはずが、その行為にのめり込むことでますます現実的な課題への意欲や関心を低下させ、逃避的な傾向を強めてしまう。本来の問題解決とは、正反対の方向に向かってしまうのだ。

ストレスを受けると、体の中でも防御反応が起きる。ストレスを受けたときに放出されるのがストレス・ホルモンである。視床下部は、ストレスを検知すると、CRHというホルモンを分泌する。それが脳下垂体を刺激して、ACTHと呼ばれるホルモンが放出される。ACTHが体内をめぐって副腎にたどり着くと、副腎皮質ホルモンを放出させる。副腎皮質ホルモンは、いわゆるステロイド・ホルモンである。

ステロイドはどんな病気にも即効性があり、よく効く代わりに、長く使うと副作用が強いという話を耳にしたことがあるだろう。ストレスが長く続くと、まさにそれと同じことが起きる。

ステロイドは免疫反応を抑え、発熱や痛みといった炎症反応を取り去ることで目の前のストレスに対処しやすくする。血圧や血糖を上げ、戦いに耐えられるようにする。短期的にはストレス・ホルモンの作用は、難局を乗り切るのを助ける。

しかし、それが長引くと、ストレス・ホルモンは次第にデメリットの面を強めてしまう。高血圧や糖尿病、肥満、胃潰瘍、不眠、うつ状態、心筋梗塞といったものはすべてステロイドの代表的な副作用であるが、まさに同じことがストレスを長く受けた人の体に起きてしまうのだ。

本来、ストレスから守るためのものである防御反応が、今度は体を蝕み始める。体だけでなく、ストレス・ホルモンにさらされ続けた脳にもダメージが生じ始める。神経細胞が死に、脳が萎縮し始める。重度のうつ病では、海馬などの萎縮が起きている。

行動上の防御反応も、体内で起きるストレス反応も、どちらも短期的には活力を高める効果があるが、長く続くと、逆に足を引っ張り始めるという点では同じだ。

糖尿病や高血圧、心臓血管系疾患などに対して、生活習慣病という言い方をよく用いるが、生活習慣病の原因となっているのは、ストレスなのである。

ガンについで重要な死因となっている心臓血管系疾患や脳血管系疾患は、いずれも高血圧や糖尿病があると動脈硬化が進行し、リスクが高まる。食生活や運動も重要だが、ストレスの管理も劣らず重要である。

トラウマが寿命を縮める

ことに強いストレスは、トラウマと呼ばれる心の外傷を生じさせる。体にたとえれば、二、三日ゆっくりすれば回復する筋肉疲労が通常のストレスだとすると、トラウマは骨折のようなものだ。もとに戻るのに時間がかかるだけでなく、ときには後遺症が残ってしまう。

寿命を大きく左右するのは、通常のストレスではなく、トラウマ・レベルの強いストレスである。通常のストレスでも、それが回復する間もなく限度を超えて長く続いてしまった場合には、トラウマと同じような状態を生じてしまう。これも含めてトラウマ・レベルのストレスと考えることができる。

トラウマ・レベルのストレスが、その後の健康や寿命をどれほど左右するかは、兵士についての研究でよく調べられている。

たとえば太平洋戦争のとき、海を渡って前線に派兵された人と、アメリカ国内の任務についた人で比べると、戦地に行かされた人の死亡率は、その後のどの時点をとっても内地勤務だった人の一・五倍を超えていた。

ヴェトナム戦争に従軍した兵士についても、その後の影響が詳しく調べられている。やはりヴェトナムに足を踏み入れて過酷な戦闘に参加した元兵士たちは、運よく生き残ったとしても、その後早く亡くなる運命にあった。

中でも未婚の元兵士では、その悪影響が大きかった。彼らは飲酒に溺れやすかった。ことに彼らが心的外傷後ストレス障害やうつにかかった場合、死亡率が急上昇した。

ターマンのサンプルを対象にした研究によると、健康にとって一番脅威となったのは、戦争そのものの心理的なストレスよりも、帰還した後、生じた悪循環の連鎖であった。それを防ぐためには安全感を回復し、規則正しく安定した暮しを取り戻さねばならない。そのためには、家族や仲間との安定した絆、安定した仕事を通して自分が周囲とつながり、何かの役に立っているという感覚をもつことが重要だった。

また、うまくそれを乗り越えた人たちをよく調べてみると、まずストレスの強過ぎる状況を巧みに避けたということが一番にあった。強いストレスに万一さらされた場合にも、その猛威にただ身を任せるのではなく、それをうまくかわすための対策を積極的に行っていたのだ。

早く学校に入ることは子どもにマイナス

戦争という非日常的な体験でトラウマが生じることは、誰もが想像のつくことだろう。だが、トラウマ・レベルのストレスは、意外に身近なところでも生じてしまう。たとえば、それは学校時代の体験だ。イジメなどの被害に遭うことがトラウマを生むことは容易に推測されるだろうが、誰もあまり気にも留めないようなことでも、子どもに強いストレスを与えてしまう場合がある。

ターマンのサンプルを分析したフリードマンの研究によると、早く学校に上がった人は、学校時代のみならず、人生全体においてさまざまな困難を抱えやすいという傾向が認められている。

早く学校教育を受け始めた子どもは、大人になったときに適応上の問題を抱えやすく、女性の場合にはアルコールに依存しやすい。驚いたことに、六歳にならないうちに学校に通い始めた子どもは、将来、早く亡くなる危険が増していたのだ。

この事実は、幼い頃の健康状態や発達が、寿命には影響を認めなかったことと対比すると、一層興味深い。健康状態や発達に少々問題があることよりも、早期教育の方が子どもにとっては有害な影響を中期的に及ぼしかねないということだ。

自分より年齢の高い人たちに交じって学校生活を開始することは、子どもに大きなストレスと、低い自尊心を与えてしまう恐れがある。あまり先を急ぎ過ぎることは、親の自己満足で、子どもにとってデメリットの方が大きいのである。

このことは、未熟児で生まれると、四十代での死亡率が上昇するという別の研究結果にも通じる結論なのかもしれない。今日、超未熟児で生まれた場合も、学年を遅らせて就学するということは認められない。そのため超未熟児で生まれた子どもは、成長という点で一年以上進んでいる子どもたちに交じって生活することを余儀なくされ、劣等感を抱えやすくなる。

一方、年齢が上がってから飛び級することは、寿命には影響を認めなかった。幼い頃に、余分なストレスがかかるとき、ダメージが起きやすいと言えるだろう。

早くに学校教育を開始することは、幼い子どもに必要な、自由な遊びの時間を奪うことになる。規則に縛られない自由な遊びは、子どもの健康な発達に必要なのである。競争に勝ったり、相手より抜きん出ることにあまりにも早くから熱心に取り組むことは、子どもの安心感を損ない、疲弊させてしまう危険もある。

今、就学開始年齢の引き下げが検討されているのをご存じだろうか。五歳から学校教育を開始しようというのだ。幼年時代を遊ばせて過ごさせるのはもったいないので、早く学ばせようというのだ。しかし、幼年時代には、学科を学ぶ以上に大切な役割があることを忘れないでほしい。

早く字が読めるようになることはどうなのか。早く字が読めるようになった子どもの方が、精神的な適応に問題を生じやすい傾向が幾分認められたが、寿命には影響はなかった。

幼い頃のストレスは寿命を縮める

早く学校に上がらせることが子どもの健康や寿命を縮めてしまうという結果は、幼い頃のストレスが子どもの将来の健康や寿命に悪影響を及ぼすということの一例だとも言える。

幼い頃に受けたストレスが老化を早めたり、数十年後の健康を左右するということがさまざまな形で観察されているのだが、近年ではそのメカニズムを裏付ける事実が知られるようになっている。

それは幼いうちに強いストレスを受けると、テロメアというDNAの領域が短くなってしまうということだ。テロメアはDNAの末端に位置する領域で、細胞分裂できる回数を調節している。生体にある細胞は際限なく細胞分裂できるわけではなく、有限の回数しか分裂することができない。一度分裂するたびにテロメアは少しずつ短くなり、もうそれ以上短くなることができなくなると、その細胞は分裂によって再生されることなく死んでしまう。それが寿命である。

ガン細胞では、このテロメアの機能がうまく働かなくなり、際限なく細胞分裂が繰り返されてしまう。老化や有限な寿命をもたらす仕組みが、ガン化を防いでくれているのだ。

その個体があとどれくらいの寿命をもつかは、残っているテロメアの長さによって規定される。もちろんどこの部位の細胞かによって、分裂できる回数に違いがあり、個体全体の細胞が同じテロメアの長さを共有しているわけではない。皮膚や肝臓の細胞は活発に細胞分裂するが、脳の神経細胞や心筋細胞は、細胞分裂することなく一代で終わる。入れ替われない分、一個の細胞が長持ちするようにできている。しかし、何らかの原因で壊死してしまうと、もう補うことが難しい。その点、皮膚や肝臓の細胞は高い復元力をもつ。

このテロメアが幼い頃に強いストレスを受けると、短くなってしまうということが動物実験で示されている。そして実際、そうした個体では老化が早まり、寿命が縮んでしまう。幼い頃に子どもに不必要なストレスを与えることには、相当に慎重でなければならないだろう。

ストレス耐性を高めるには

同じように強いストレスを受けたりトラウマ的な体験をしても、それによって深刻な影響が出る人と、ダメージを最小限に抑えることができる人がいる。

そこに深く関係していると言われているのが、実は幼い日に受けたストレスなのである。

つまり、生まれて間もない頃に母親から離されるといったストレスを受けると、自律神経を司る視床下部－下垂体－副腎皮質系（ＨＰＡ系）と、中枢でＨＰＡ系と密接な関係にある扁桃体が過剰反応を起こしやすくなったり、逆に鈍感になることで身を守ろうとしたりする。前者の人では、後年ストレスを受けたときに過剰反応が起こりやすく、不安や恐怖を感じやすいので、比較的小さなストレスでも限界を超えてしまう。逆に後者の人のように鈍感になって反応を遮断することで身を守ろうとする場合は、ストレスを自覚しにくいため、突然限界を超え、コントロールを失う。

愛着という観点で言えば、ストレスに対して過剰反応し、不安を感じやすいタイプを不安型といい、ストレスに対して一見鈍感で無反応なタイプを回避型という。前者は過剰なまでに人に頼ろうとして依存的であるのに対して、後者は対人関係がクールで、困ったときほど人に相談することができず、自力で何とかしようとする。

これら二つのタイプに対して、幼い頃に安心できる安定した環境で育った人では、ストレスに対して過剰反応することもストレスに対して過度に鈍感になることもなく、ストレスを自覚すると、それを随時周囲の人に相談し、冷静に対処することで解消していくので、限界を超えるところまで追い詰められにくい。愛着のタイプでは安定型と呼ばれ、対人関係も依存と自立のほどよいバランスを保つ。

ストレスを受けたとき、安定型の人では耐性が高く、上手に撥ね除けることができる。それに対して不安型はもっともストレスに弱く、不安障害やストレス反応を起こしやすいが、大騒ぎすることで助力を得ることができるので、とことん追い詰められるということは存外少ない。

それに対して、強そうに見えて一番脆いのは回避型で、一見何も感じずクールにやり過ごしているはずが、突然心が折れてしまう。心よりも先に体が不調を呈することも多く、心身症やパニック障害、仮面うつ病にもなりやすい。回避型の人ではもっと自分を表現し、アピールする技を磨く必要がある。黙って耐えていても、誰も振り向いてはくれないのだ。

ストレスによってダメージを受けやすい人のもう一つの特徴としては、ネガティブな思考、ことに先の章で述べた破局的思考に陥りやすいことが挙げられる。破局的な思考に陥りやすい人はうつになりやすい。

破局的思考は、しばしば「ねばならない」の思考や完璧主義と結びついている。自分の中のルールや理想が少しでも破られると、すべてが台なしになったように思え、「どうにでもなれ」という投げやりな気持ちになってしまうのだ。

破局的思考に陥らないためには、先にもみたように期待値を下げ、どんな悪い状況でも良い点をみるようにして、ありのままの状態を受けいれるという肯定的な思考のトレーニングをしていく必要がある。

破局的思考は不安定な愛着と結びついていることが多く、結局その両者は、同時に克服していくことが必要である。興味がある人は、拙著『愛着障害』や『ストレスと適応障害』を参照していただければと思う。

うつと依存症の根底にあるもの

ストレスを受け、それが破滅的な方向に進んでいく場合にしばしば伴うのは、アルコール依存である。飲酒はストレスを乗り越えるどころか、体力や気力をさらに奪うことによって、破滅への道を加速してしまうのである。

アルコール依存とともに、うつもまたストレスを伴ってみられやすい状態である。そして、うつ状態は、心臓疾患をはじめとする他の疾患による死亡リスクを高めてしまう。

では、うつの治療をすれば、寿命は延びるのだろうか。悲しいことに、答えは否であった。抗うつ薬などの治療を受けても、少なくともこれまで行われてきた治療では、寿命を延ばすことにはつながらず、また心臓病などの疾患にかかるリスクを減らすこともできなかったのだ。

これは何を意味しているかといえば、うつ自体が寿命を縮めているというよりも、うつを生じやすい別の要因が寿命にはマイナスで、その要因が改善しない限り、うつだけを治療しても本当の回復にはならないということだ。

うつを生じやすい要因の一つが先述の破局的思考であり、完璧主義である。そうした傾向を修正することが一つ目の課題である。だが、それよりもっと重要なことがある。

それは、人とのつながりが安定し、家族や仲間に支えられ、また安定した仕事をもつということだ。それは安心できる居場所と、その人の存在価値の両方に関わることである。その両者が満たされて初めて、人間は本当の意味での生き甲斐を味わい、希望をもって暮すことができるのだろう。

死刑判決から生き延びたドストエフスキー

『罪と罰』などの傑作で知られるロシアの文豪ドストエフスキーは、五十九歳で亡くなっている。五十九歳という享年は、今日の感覚からすれば早死にということになるだろう。

確かに、同じくロシアの文豪として並び称されるトルストイは、八十二歳という長寿を遂げているが、やはり同時代にロシアで活躍したツルゲーネフが六十四歳、ゴーゴリが四十二歳、やや後の世代のチェーホフが四十四歳で亡くなっていることを考えると、それほど短命というわけではないだろう。トルストイやツルゲーネフが優雅な地主貴族であり、生活の心配もなく安楽に暮せたのに対して、ドストエフスキーは想像を絶する苦難の人生を送ったことを考えると、還暦にあと一歩という年齢まで生き延びたことは、むしろ驚くべきことだと言える。

ドストエフスキーは、早くに母親を失い、横暴な性格異常者の父親からも愛情らしいものは何ももらわずに育った。深刻な愛着障害を抱え、小説に人生の一発逆転の望みを託したが、それが失敗すれば、レナ河に飛び込んで死ぬしかないと思い詰めていた。幸い小説が成功し、一躍新進作家として認められたのはよかったが、生来の不器用な性格が祟って批評家からも愛想をつかされ、挙げ句の果ては、反政府活動に加担したかどで死刑判決を受けてしまう。銃殺刑が執行される直前に、皇帝の恩赦でシベリア流刑に減刑されたが、事件に連座した者の中には銃殺の恐怖から気がふれてしまった者もいた。ドストエフスキーも、強いストレスを受けたことは言うまでもない。

それから四年に及ぶシベリア流刑で、悲惨を極めた監獄暮しをしたが、出獄してもペテルスブルグに戻ることは許されず、流刑地で兵役に就いたまま、さらに四年を空しく過ごさねばならなかった。そこで最初の妻となる女性と出会うが、そのとき彼女は子持ちの人妻で、しかもすでに肺病に冒されていた。ドストエフスキーが息子の家庭教師として出入りするうちに、親しくなったのである。

しかし、彼女の夫が遠く離れた地で仕事に就くことになったため、二人のひそかな関係は一旦終わりを告げる。その後、夫が亡くなり、他の男性との再婚話がもち上がるという不安定な状況の中、ドストエフスキーはどうにか結婚にこぎつけた。だが、妻は病弱なうえに多情なところがあり、連れ子との関係も難しく、最初から幸せとはほど遠い結婚だった。

さらに彼を苦しめる事態が出来《しゅったい》する。持病の癲癇《てんかん》が悪化して、激しい発作が頻発するようになったのだ。当時癲癇は不治の病で、いつ窒息死するかもわからないと医者から脅される。いくら嘆願しても、一向にペテルスブルグへの帰還を許されないことも相まって、前途に希望を見出せない状況が続いた。

作品を発表することも禁じられていたが、ようやくその禁が解かれる。しかし、それは彼を長年苦しめることになる原稿料の前借生活の再開を意味した。

首都に戻ることを許されたドストエフスキーにできることは、作品を書くことだけだった。その頃、タバコ工場を経営していた兄が、弟の復帰を機に、出版業に転じることになり、雑誌を発刊することとなった。『虐げられた人びと』や『死の家の記録』は、この雑誌に発表された。この二作が当たり、滑り出しは順調だったが、結局大きな禍根を残すことになる。

一時的に金回りがよくなったドストエフスキーは、ドイツくんだりまで出かけては、ルーレットに興じる悪癖を身に付けてしまったのだ。その後、雑誌は発行禁止処分を受け、ようやく再開にこぎつけたが、売れ行きは低調で、借金が膨らむばかりだった。にもかかわらず、一旦覚えた賭博の興奮が忘れられず、妻が死にかかっているというのに、雑誌を介して知り合った女子大学生を連れて海外旅行に出かけ、濫費に明け暮れるというありさまだった。

妻に続いて兄が亡くなると、莫大な借金だけが残った。しかも、人のいいドストエフスキーは放棄することもできた兄の借金を、すべてかぶってしまった。弱り目に祟り目で、わずかの金のために悪辣《あくらつ》な出版業者と不当な契約を結んでしまい、一カ月以内に長編小説を一つ書き上げないと、今後九年間に発表する作品の出版権をとられてしまうという事態に陥った。

そのとき救世主のように現れたのが、アンナ・グリゴーリエブナという二十歳の女性である。彼女は速記ができた。ドストエフスキーのもとにアンナが通い、ドストエフスキーの語る物語を口述筆記し、それをアンナが自宅で文章に書き起こすという手順が繰り返され、作品が作られていった。完成した作品が『賭博者』である。ドストエフスキーがアンナに惹かれたのは当然であるが、アンナも二十五歳年上の、子どものように純粋な男に尊敬を感じるようになっていた。翌年、二人は結婚する。

ドストエフスキーの人生の中で、幸運だったと言えるほとんど唯一のことは、このアンナと出会ったことだと言っても過言ではないだろう。このアンナという存在なくしては、ドストエフスキーは、十年早く死んでいただろう。『カラマーゾフの兄弟』という最後の傑作も生まれていなかっただろう。アンナはドストエフスキーを誰よりも尊敬していただけでなく、実務能力や管理能力に長け、ドストエフスキーに欠けたものをぴたりと補ってくれたのだ。

ずっと借金漬けだった暮し向きが、晩年には貯金ができるほどに好転したのも、アンナの管理ゆえである。賭博からも足を洗い、規則正しく勤勉な生活を送ることができたのも、癲癇という持病があるにもかかわらず、体力の衰え始める四十代後半から優れた作品を次々と生み出し、晩年になるほど声名が高まったのも、アンナという支えや彼女との間に育まれた家庭の温もりがあったからこそだった。

サリンジャーはなぜ生き延びられたのか

二〇一〇年に九十一歳で亡くなったJ・D・サリンジャーは、『キャッチャー・イン・ザ・ライ（ライ麦畑でつかまえて）』などの作品で知られる作家だが、彼は第二次世界大戦のときに、前線に長く従軍したことでも知られる。サリンジャーが送り込まれたのはヨーロッパ戦線で、中でも戦争の帰趨《きすう》を決することになったノルマンジー上陸作戦にも加わり、ヒュルトゲンの森やバルジの戦いなど、極めて過酷な数々の激戦を生き延びたのだ。彼の部隊はノルマンジー上陸作戦で三分の二が戦死し、ヒュルトゲンの森では五人のうち四人までが命を失った。サリンジャーはいつ死んでいてもおかしくない状況で、実際、バルジの戦いでは、消息が長く途絶え、戦死したものと思われたほどだ。

しかも、戦後も防諜部隊に配属され、ナチ党員やその協力者の尋問をするという気の滅入る仕事に従事した。サリンジャーはその任務を極めて忠実に遂行した。

こうした強いストレスにさらされた人間が九十一歳まで天寿を全うできたことは、むしろ例外的な幸運だった。多くの者は戦場で死ぬことを免れても、PTSDに苦しめられ、飲酒やドラッグで神経を麻痺させようとし、結局寿命を縮めてしまったのだから。

サリンジャーは母親から甘やかされたといってもいいくらい愛情を受けて育ったが、そのこともプラスに働いただろう。戦争で受けた心の傷を作品という形で表現することで、語ることもなく心に溜め続けるよりは、ある程度昇華させることもできただろう。職業的には安定した仕事とまではいかなかったが、働き盛りの年代には作家として成功し、若者を中心に大きな支持を得たことも、達成感を味わうことにつながっただろう。三十七歳のとき、ミシガン大学の教授に迎えたいとの話さえ舞い込んだ。サリンジャーはその話を断ってしまったが。

三十五歳のときに結婚し、子どもに恵まれたことも、一時的には安定に寄与し、孤独な後半生の大きな支えとなっただろう。というのも彼は、年とともに身内以外には誰にも心を許さない傾向が強まっていったからだ。サリンジャーのマスコミ嫌いは有名だった。ニューハンプシャー州の片田舎コーニッシュに九十エーカー（十一万坪）の丘陵地を購入すると、そこで自給自足に近い生活をしようとした。戦争で傷ついたサリンジャーの気持ちを癒したのは、コーニッシュの自然との共生であり、また土地の人との交わりだった。

しかし、後には、土地の人とさえも関わりをもたなくなっていく。

性格的には、サリンジャーは、デメリットな面を抱えていた。完璧主義が強く、妥協することが一切できなかったのだ。ことに仕事についてはそうだった。四十六歳のときに最後の作品を発表したが、これが失敗に終わると、もう二度と作品を世に問うことはなかった。作品を発表するという形での世間とのつながりも断ってしまったのだ。作品を発表する喜びよりも、批評家から貶《けな》されることが耐えがたく思われてしまったのだ。

作家としての終焉に続いて、もう一つ痛手となる出来事が起きる。結婚生活の破綻だ。四十八歳のとき、十三年間連れ添った妻と離婚したのだ。結婚生活は、その数年前から破綻の徴候を示していた。サリンジャーは妻に無関心で、それが妻の精神的な健康を害するまでになっていたのだ。サリンジャーは隣接する農地を買い取って、そこに別棟の家を建て、一人引っ越した。十一歳の娘と七歳の息子の親権は妻がとり、邸も十一万坪の土地も妻のものとなった。サリンジャーのものとして残ったのは、隣の農地に建てた離れ家だけだ。

だが、土地、邸を妻に譲ったことは、結果的にサリンジャーを最悪の事態から救った。

妻と二人の子どもはそこに住み続けたので、サリンジャーは隣人として暮すことができ、子どもたちにも毎日のように会うことができたのだ。

サリンジャー夫妻は離婚した後も、子どもに対しては何ら変わるところなく接し続けた。サリンジャーは、よく子どもを連れてニューヨークに出かけたし、ときには海外にも旅行した。

女性関係も、それなりに活発だった。五十三歳のとき、十八歳の大学生と短い文通を経て、同棲する関係になった。一年もたずに二人の関係は終幕したが、サリンジャーと短いデートを楽しんだ女性は少なからずいたようだ。ただし、女性が普通の愛情を求めようとすると、すれ違いに終わった。結局、どれ一つ安定した継続的な関係に発展することはなかった。別れが繰り返されるたびに、孤独と人間不信が強まっていったに違いない。

子どもが大きくなり、遠く離れた大学に進む頃には、サリンジャーの孤独と厭人癖は一層救いがたいものになった。彼はほとんど誰とも会話することもなく、何カ月も過ごすようになった。あるときなど、オックスフォード大学の大学院生となっていた娘に会いにロンドンまで出かけたが、突然出向いて驚かしてやろうという思惑が裏目に出た。娘は、他に旅行に行っていたのだ。娘に連絡がとれないサリンジャーは、ロンドンの知り合いに連絡をとろうとしたものの、結局誰にも連絡することはなかった。受話器を握ったものの、ダイヤルすることができなかったのだ。あまりにも長く人と会話をしていなかったので、どう会話すればいいかと考えて、途方に暮れてしまったのだ。

若い頃は気さくな会話を楽しむことができていたので、サリンジャーに会話する能力が欠けていたとは考えられない。彼はあまりにも人から孤立した生活を送り過ぎたのだ。辛うじてロンドンに戻ってきた娘と一度だけランチをとることができたが、父親の変化を娘は見逃さなかった。サリンジャーは、娘の目にも別人のように頼りなく無力《ヘルプレス》に見えたのだ。

サリンジャーが早死にしなかったのは、奇跡だとも言えた。だが、理由がなかったわけではない。彼は基本的に勤勉で、規則正しい生活を好んだ。禁欲的で、妻とのセックスさえも自分に禁じていたほどだ。若い頃はそれなりに酒を飲んだりデートを楽しんだりもしたが、三十代以降は慎みを増し、少ししか食べず、喫煙も飲酒もしなかった。ヨガ行者・ラーマクリシュナの教えに傾倒していた彼は、禁欲的な生活を守ったのだ。

そのため妻は放っておかれ、欲求不満に苦しんだが、彼は自分のペースを守る方を優先した。妻は子どもたちが巣立ってしまうと、もはやコーニッシュの片田舎で暮す意味を失った。別れた夫と隣人でいる必要もなくなった。サリンジャーが六十歳のとき、彼女は邸を元夫に買い取ってもらい、土地もサリンジャーに返すと、もっと温暖なカリフォルニアに引っ越してしまった。まだ四十五歳だった元妻はそこで心理学の学位をとり、カウンセラーとして開業すると、立派に自立した。

六十歳にもなって一人残されたサリンジャーは、孤独で不自由な晩年を過ごしていたかもしれない。それを防ぐことができたのは、彼を最期まで見守ってくれた女性がいたからだ。サリンジャーは七十三歳のとき、三度目の結婚をした。相手は四十歳も年下の看護師の女性だった。彼女とは、サリンジャーが亡くなるまで十八年連れ添うことになる。

二人の晩年が教えてくれること

ドストエフスキーもサリンジャーも強いストレスを生き延び、トラウマを抱えていただけでなく、社会適応を妨げるさまざまな性格上の困難を抱えていた。頑固で融通が利かず、警戒心が強いという点では、二人は似たところがあった。不安定な愛着を抱え、完璧主義で、しばしば破局的思考に陥った。二人とも若い頃は無分別で、無計画で、衝動的で、命に関わるような失敗を数多くしてきた。その点でもまた、彼らは早死にしていてもおかしくなかった。

だが、幸い彼らは幾多の試練を乗り越えて生き延びた。二人とも、書くことがおそらくトラウマ体験から自らを解放しようとする自己治癒行為だったに違いない。それゆえ彼らは書き続けねばならなかったし、それゆえ作家として大成することにもなった。

二人とも、若い頃は怠け者であったが、年齢が上がるとともに驚くほど勤勉になり、名声を手に入れた後も、それは変わることはなかった。チャップリンの場合と同様、彼らのもっとも生産的だった日々は必ずしも伴侶と仲良く暮していた時期には一致しないが、彼らがもっとも幸福だった時期は良き伴侶に支えられていた時期であった。

ドストエフスキーにおいてとりわけ幸福に思えるのは、もっとも幸福な時期がもっとも生産的な時期であり、それが晩年まで高まり続けたということである。人間に対する不信を拭えないままに、社会と隔絶した生活のうちに人生を閉じたサリンジャーとは対照的に、ドストエフスキーは人を信じる心を取り戻して、前半生では与えられることのなかった愛に包まれて最期を迎えたのである。

おわりに——希望ある真実

私は精神科医であり、パーソナリティ障害や発達障害といった生きづらさを抱えた人のサポートに、長年取り組んできた。近年は、そこにしばしばからんでくるファクターとして、愛着という問題に注目し、愛着障害や不安定な愛着が、さまざまな精神的な問題に深く関わり、また、そこから回復するうえで、愛着の修復が不可欠であることを痛感するようになっている。心の安定や健康を取り戻すためには、その人の「病気」や「障害」を治療する以上に、愛着を安定化させることが鍵を握ることに気づき、その点への支援に力をいれている。

そうした私が、なぜ寿命や長寿というテーマを取り上げ、この本を書くことになったのかは、今本書を読み終わった方には、よく理解していただけるものと思う。寿命という身体的な問題に思えることも、実は、愛着の安定性やパーソナリティと無関係ではなく、むしろ長い人生の総決算として、その人の生き方の偏りが、おおい隠しようのない差となって表れるということだ。幸福な人生を送れるかどうかという主観的な問題だけでなく、寿命という極めて客観的で冷厳な指標にも、大きな違いを生んでしまうのだ。

実際、世間に喧伝されている健康法や薬などよりも、それらは、はるかにわれわれの健康と寿命を左右しているのである。医学的に有用だと医者が勧めることを励行したところで、生活の基盤を支える心理社会的要素が揺らいでいては、老年まで健康を謳歌することも、長寿を楽しむこともできないのだ。

ターマンから始まった八十年にも及ぶ研究が明らかにしたことは、体だけを見ていたのでは、その人の寿命を延ばすことはできず、ましてや、その中身が充実したものとなるのを助けることにはつながらないということだ。体の状態に劣らず、人々の寿命を決める要素が他にあったのだ。それらの要素は、身体的、医学的というよりも、心理社会的なものである。その人の将来の健康には、体の健康状態だけでなく、その人の生育歴や教育歴、家族との関係や婚姻状態、仕事ぶりや達成感、社会とのつながりや友情、物事に対する考え方や価値観が関わってくるということだ。

その中の重要な発見の一つは、親や配偶者との関係が安定したものであるかどうかが、その人の寿命にさえ大きな影響を及ぼすということだ。人との絆は、単に心理的な慰めというよりも、栄養や運動に劣らず、生存を支え、命を保たせるために不可欠な要素なのである。

もう一つの驚くべき発見は、たとえストレスがあっても、仕事に励み、自らを役立てることは、寿命にプラスだということだ。野心もなく、呑気に、心配もなく暮すことが長寿に通じるわけではなく、むしろ向上心をもって常に努力を怠らず、成功や目標を成し遂げることが、老年まで健康に活躍し、長く元気でいることにもつながるということだ。

近年、真面目に努力することや勤勉であることが、ともすると貶められる風潮がある。この研究の結果について、是非多くの人に知ってもらいたいと思ったのは、真面目に生きることは、十分報われる努力なのだということを、再認識することに意味があると思ったからだ。この結論は、希望ある真実だと思いたい。

二〇一四年盛夏

岡田尊司

主な参考文献

『愛着障害　子ども時代を引きずる人々』岡田尊司・光文社新書・二〇一一／『成人のアタッチメント　理論・研究・臨床』W・スティーヴン・ロールズ、ジェフリー・A・シンプソン編、遠藤利彦他監訳・北大路書房・二〇〇八／『サリンジャー　生涯91年の真実』ケネス・スラウェンスキー、田中啓史訳・二〇一三／『回想のドストエフスキー　1、2』アンナ・ドストエフスカヤ、松下裕訳・みすず書房・一九九九／『ドストエフスキー伝』アンリ・トロワイヤ、村上香住子訳・中公文庫・一九八八／『孤独の克服　グラハム・ベルの生涯』ロバート・V・ブルース、唐津一監訳・NTT出版・一九九一／『チャップリン自伝　上、下』チャップリン、中野好夫訳・新潮文庫・一九八一（上）、一九九二（下）／『チャップリンの愛した女たち』デイヴィッド・ロビンソン、宮本高晴、高田恵子訳・文春文庫・一九九三／『ピカソ　偽りの伝説　上、下』A・S・ハフィントン、高橋早苗訳・草思社・一九九一／『創造の狂気　ウォルト・ディズニー』ニール・ゲイブラー、中谷和男訳・ダイヤモンド社・二〇〇七／『ヘルベルト・フォン・カラヤン　上、下』リチャード・オズボーン、木村博江訳・白水社・二〇〇一／『ジョン・レノン』レイ・コールマン、岡山徹訳・音楽之友社・二〇〇二／『オノ・ヨーコ』ジェリー・ホプキンズ、月村澄枝訳・ダイナミックセラーズ・一九八八／『知的生活』P・G・ハマトン、渡部昇一、下谷和幸訳・講談社・一九七九

・Friedman, H.S. & Martin, L.R., "The Longevity Project Surprising Discoveries for Health and Long Life from the Landmark Eight-Decade Study", Hudson Street Press, 2011

・Suzan Goldberg, "Attachment and development", Arnold, 2000

・Grossmann, K. E. et al., "Attachment from infancy to adulthood : the major longitudinal studies.", Guilford Press, 2005

- Mikulincer & Phillip R. Shaver, “Attachment in adulthood; structure, dynamics, and change”, Mario The Guilford Press, 2007
- Pressman, S.D. & Cohen S., “Does positive affect influence health?”, Psychol Bull. 131(6), 2005
- Lyubomirsky, S. et al., “The benefits of frequent positive affect: does happiness lead to success?”, Psychol Bull. 131(6), 2005
- Danner, D.D. et al., “Positive emotions in early life and longevity: findings from the nun study.”, J Pers Soc Psychol. 80(5), 2001
- Rantanen, T. et al., “Midlife muscle strength and human longevity up to age 100 years: a 44-year prospective study among a decedent cohort.”, Age (Dordr). 34(3), 2012
- Naragon-Gainey, K. & Watson, D., “Consensually Defined Facets of Personality as Prospective Predictors of Change in Depression Symptoms.”, Assessment., 2014 [Epub ahead of print]
- Goodwin, R.D. & Friedman, H.S., “Health status and the five-factor personality traits in a nationally representative sample.”, J Health Psychol. 11(5), 2006
- Lund, R., “Stressful social relations and mortality: a prospective cohort study.”, J Epidemiol Community Health, 2014 [Epub ahead of print]
- Eskelinen, M. & Ollonen, P., “Assessment of 'cancer-prone personality' characteristics in healthy study subjects and in patients with breast disease and breast cancer using the commitment questionnaire: a prospective case-control study in Finland.”, Anticancer Res. 31(11), 2011

- Augustine, A.A. et al., “Personality Predictors of the Time Course for Lung Cancer Onset.”, J Res Pers. 42(6), 2008
- Nagano, J. et al., “Personality and colorectal cancer: the Fukuoka colorectal cancer study.”, Jpn J Clin Oncol. 38(8), 2008
- Heidinger, B.J. et al., “Telomere length in early life predicts lifespan.”, Proc Natl Acad Sci U S A. 109(5), 2012
- Herborn, K.A. et al., “Stress exposure in early post-natal life reduces telomere length: an experimental demonstration in a long-lived seabird.”, Proc Biol Sci. 281(1782), 2014
- Everitt, A.V. & Le Couteur, D.G., “Life extension by calorie restriction in humans.”, Ann N Y Acad Sci. 1114, 2007
- Willcox, D.C. et al., “Healthy aging diets other than the Mediterranean: a focus on the Okinawan diet.”, Mech Ageing Dev. 136-137, 2014
- Bystrova, K. et al., “Early contact versus separation: effects on mother-infant interaction one year later.”, Birth. 36(2), 2009

著者略歴

岡田尊司《おかだたかし》

一九六〇年香川県生まれ。精神科医。医学博士。作家。東京大学哲学科中退。

京都大学医学部卒業。同大学院にて研究に従事するとともに、

パーソナリティ障害や発達障害治療の最前線で活躍。

現在、岡田クリニック院長(大阪府枚方市)。

山形大学客員教授として、研究者、教員の

社会的スキルの改善やメンタルヘルスのケアにも取り組む。

著書に『アスペルガー症候群』『境界性パーソナリティ障害』『人はなぜ眠れないのか』

『あなたの中の異常心理』『うつと気分障害』『発達障害と呼ばないで』(以上、幻冬舎新書)、

『母という病』『父という病』(ともにポプラ社)、

『愛着障害』(光文社新書)、『愛着崩壊』(角川選書)、

『パーソナリティ障害』『子どもの「心の病」を知る』(ともにPHP新書)などがある。

小説家・小笠原慧としても活動し、作品に、横溝賞を受賞した

『DZ』『手のひらの蝶』『風の音が聞こえませんか』(以上、角川文庫)などがある。

幻冬舎新書　356

真面目な人は長生きする

八十年にわたる寿命研究が解き明かす驚愕の真実

二〇一四年九月三十日　第一刷発行

著者　岡田尊司

発行人　見城　徹

編集人　志儀保博

発行所　株式会社　幻冬舎

〒一五一-〇〇五一　東京都渋谷区千駄ヶ谷四-九-七

電話　〇三-五四一一-六二一一（編集）

〇三-五四一一-六二二二（営業）

振替　〇〇一二〇-八-七六七六四三

ブックデザイン　鈴木成一デザイン室

印刷・製本所　中央精版印刷株式会社

GENTOSHA

検印廃止

Printed in Japan　ISBN978-4-344-98357-1 C0295

お-6-8

幻冬舎ホームページアドレス http://www.gentosha.co.jp/

*この本に関するご意見・ご感想をメールでお寄せいただく場合は、comment@gentosha.co.jpまで。